상큼 발랄 내 몸 사용법

탐탐
03
취미관

상큼 발랄 내 몸 사용법

체중계 위에서 벗어나
진짜 나를 찾는 운동 루틴

vitamin
sinjiny

비타민신지니
(신지은)
지음

WORKOUT

21세기북스

진짜 나를 위해 운동합니다

"나 살찐 것 같지? 스트레스 받아."

한때 내가 가장 많이 했던 말 중 하나다. 맛있는 음식과 술자리를 너무 좋아했지만 살이 찌는 건 죽도록 싫었다. 조금이라도 살찐 것 같으면 다이어트 강박증처럼 살쪘다는 말만 입에 달고 살았다. 아마 이 책을 펼친 많은 사람들 역시 그때의 나처럼 먹는 걸 좋아하지만 살은 빼고 싶고, 또 다이어트에 관심이 많은 사람들일 것이다.

나는 대학생 때까지 무조건적인 체중 관리가 필요했던 무용을 전공했다. 다이어트로 인한 극심한 스트레스를 늘 안고 살았으며, 그렇기 때문에 다이어트로 겪는 힘든 심정을 누구보다 잘 알고 있다.

내가 다이어트를 하던 당시에는 '어떻게 하면 살이 빠져 보일까?' '어떻게 하면 키가 더 커 보이고 몸매가 좋아 보일 수 있을까?' 등 단순히 눈에 보이는 외적인 면에만 집중했다. 하지만 외적인 것에 초점이 맞춰진 다이어트를 거듭할수록 몸뿐만 아니라 마음이 힘들어지는 경험을 했다. 건강이 갈수록 안 좋아지는 게 느껴졌고 늘 다이어트를 포기하고 싶었다. 그러다 요요가 오면 극심한 우울감에 시달리기도 했다. 이렇게 다이어트를 하는 것은 오히려 나의 몸을 더 망치는 길이라는 생각도 들었다.

살뿐만이 아니었다. 작은 키로 인한 무시도 많았다. 키가 작고 어려 보이기만 하는 외모 때문에 내면마저 성숙하지 못한 사람으로 취급받는 것이 큰 스트레스였다. 한때 이런 복합적인 상황이 극심한 외모 스트레스로 돌아와 자존감이 떨어지고 내면의 힘을 잃어버리게 만들기도 했다. 어느 순간 나는 나 자신을 위한 운동이 아닌 다른 사람의 눈에 잘 보이기 위한 보여주기 식의 다이어트를 하고 있었다.

내 모습을 바라보는 연습

그런 내가 필라테스와 요가를 만나고 달라졌다. 무용 외에는 어떠한 운동 방법도 모르던 내가 새로운 분야에 도전하게 된 것이다. 필라테스와 요가를 배운 후 정말 놀랄 일들이 일어났다.

필라테스와 요가는 운동도 운동이지만, 운동을 통해 나 자신을 제대로 바라보는 훈련을 한다. 계속되는 수련과 개인 집중 시간 때문인지, 나는 누군가에게 보여주기 위함이나 점수를 받기 위함이 아닌, 오로지 나만을 위한 운동을 해나갈 수 있었다. 동작을 하며 집중하는 내내 행복감을 느꼈다.

그 과정에서 깨달은 건 외면보다 내면이 중요하다는 사실이다. 이 단순하지만 엄청난 깨달음을 얻고 난 이후부터는 주변 어떠한 소리에도 쉽게 흔들리지 않았고, 남에게 보이는 모습보다 진짜 내 몸을 위해 운동하는 방법을 터득할 수 있었다. 그러자 살도 자연스럽게 빠졌고, 외면과 내면의 아름다움을 한꺼번에 잡을 수 있었다. 나는 지금도 닭 가슴살이나 샐러드만 먹으며 괴롭게 다이어트 하는 것이 아니라, 먹고 싶은 것을 다 먹으면서도 8년 가까이 정상 체중 몸무게를 유지하고 있다.

이처럼 건강하게 다이어트 할 수 있다는 것을 직접 경험하고 나니, 내가 느낀 이 감정과 다이어트 방법을 더 많은 사람들에게 공유하고 싶다는 생각이 들었다. 단순히 몸이 예뻐지는 운동이 아닌 건강을 위한 다이어트를 함께하고 싶었다.

다이어터를 위한 마인드셋

나는 유튜브에 운동 영상을 올리면서, 무리한 식단 관리와 다이어트로 인해 어려움을 겪고 있는 사람들에게 메시지를 자주 받는다. 다이어트를 위해 운동을 시작하는 것은 좋다. 하지만 마음이 바로잡히지 않은 상태에서 무작정을 몸을 움직이거나 운동 없이 식이 관리만 한다면, 다이어트 효과를 얻기 힘들 뿐만 아니라 슬럼프에 빠지기도 쉽다. 나는 그런 사람들에게 다이어트 전에 스스로 다이어트 하는 이유를 되돌아보고 마음가짐을 다잡는 '마인드셋'이 필요하다고 이야기한다.

운동 전 긍정적인 마인드셋은 다이어트로 인한 스트레스를 말끔히 해소해줄 뿐만 아니라, 오랜 기간 무리 없이 다이어트를 할 수 있게 이끌어준다. 또한 운동이 더 이상 지겹고 힘들기만 한 숙제가 아닌, 당연히 함께해야 하는 생활 속 일부로 자리 잡을 수 있게 도와준다.

이 책에 나오는 운동법 역시 근육을 풀어주는 마사지와 일상에서 자연스럽게 할 수 있는 간단한 운동으로 구성했다. 내 몸을 들여다보고, 나를 위한 목표를 설정한 뒤 마음가짐을 다잡고, 운동을 생활 속 일부로 받아들인다면 무리하게 힘들이지 않고도 평생 건강하고 탄탄한 몸을 유지할 수 있을 것이다.

불가능하다고 생각하는가? 절대 불가능하지 않다. 이 책에는 내가 건강하게 다이어트 할 수 있기까지의 경험과 생각들이 정리돼 있다. 만약 여러분이 이 책을 다 읽게 된다면 무리하게 굶지 않더라도 충분히 체중을 유지할 수 있고 건강한 다이어트가 가능하다는 것을 알게 될 것이다. 처음에는 몸의 근육을 키우는 것이 궁금해 이 책을 펼쳤을지 몰라도, 다 읽고 나서는 마음의 근육이 더 두꺼워지길 바란다.

우리는 세상에 딱 하나밖에 없는 소중한 존재다. 이토록 소중한 나 자신을 위해 건강한 운동을 해야 할 의무가 있고, 그 안에서 진정한 아름다움을 찾을 필요가 있다. 여러분의 아름다움을 찾는 여정에 이 책이 도움이 되길 바란다.

마지막으로 이 책이 탄생하게 도와준 유튜브 '비타민신지니' 구독자들에게 감사의 말씀을 전한다. 나의 내면의 생각들을 꺼내놓고 나눌 수 있었던 것은 모두 비타민신지니를 사랑해준 여러분 덕분이다. 여러분의 한결같은 지지와 응원 덕분에 아무리 힘든 일이 있어도 즐겁게 헤쳐 나갈 수 있었다. 내게는 너무 소중한 사람들이기에 꼭 감사의 말을 전하고 싶다. 이 책을 즐겁게 읽어주길 바라며, 언제나 행복한 운동과 함께하길 바란다.

비타민신지니
신지은

Contents

Contents

Part 7. 하루에 하나씩, 일상 속 운동 2주 프로그램

(Outside)

좋은 에너지를 나누는 사람

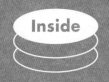

Inside

내 몸과
친해지기

피곤한 당신을 위한
몸과 마음 체크리스트

매일 아침 상쾌하게 하루를 시작하는가? 아니면 피곤함에 지쳐 눈뜨기가 힘든가?
몸과 마음이 얼마나 건강한지 지금 스스로 확인해보자!

아침에 일어날 때 몸이 찌뿌둥하다.	하루 중 앉아 있는 시간이 6시간이 넘는다.	살쪄서 마음에 드는 옷을 못 입은 적이 있다.	주 1, 2회는 꼭 야식을 먹는다.	현재 다이어트 약이나 보조제를 먹고 있다.
하루에 한 번은 꼭 과자, 빵 등을 군것질한다.	주어진 일을 잘해낼 수 없을 것만 같은 느낌이 들 때가 있다.	사진에 찍힌 내 자세나 몸을 보고 충격을 받은 적이 있다.	평소 자동차로 이동하는 편이다.	현재 하는 운동이 없다.
하루에 7시간 이하로 잠잔다.	조금만 뛰어도 숨차고 힘들어서 멈추게 된다.	밥 먹는 속도가 다른 사람들에 비해 빠르다.	목이나 어깨 등 평소 아픈 부위가 있다.	조금만 걸어도 피곤하다.
밀가루 음식을 많이 먹는 편이다.	하루에 8잔 이하로 물을 마신다.	밥 먹고 바로 눕는 편이다	일주일 2회 이하로 운동한다.	단 한 번도 내 돈 주고 운동복을 구매해보지 않았다.
운동보다는 굶어서 살 빼는 편이 더 낫다고 생각한다.	나보다 몸매 좋은 사람들을 보면 우울해지거나 위축된다.	내가 무슨 운동을 좋아하는지 잘 모르겠다.	자세가 안 좋다는 말을 들은 적이 있다.	사진 찍히는 것에 자신감이 없다.

0줄

철저한 자기관리로 규칙적인 생활을 하고 있는 당신은 **자기관리계의 끝판왕!** 이미 생활 속에 자리 잡힌 좋은 식습관과 꾸준한 운동 덕에 건강할 뿐만 아니라 마음도 안정돼 있다. 지금처럼만 생활하면 예쁘고 건강한 몸으로 많은 사람의 부러움을 살 수 있을 것이다.

1줄

자신의 몸을 사랑할 줄 아는 당신은 **건강 지킴이!** 가끔 유혹에 흔들리기도 하지만 어떻게든 좋은 습관을 이어나가려는 노력파. 빠른 변화가 보이지 않는다고 좌절하지 말자. 차근차근 좋은 습관을 쌓아나가면 분명 몸과 마음이 조금씩 건강해질 것이다.

2~3줄

어떻게 다이어트 해야 할지 잘 모르겠는 당신은 **다이어트 잘알 못!** 나름 노력하는데도 살이 잘 안 빠지는 듯한 느낌이 드는가? 그렇다면 내 습관을 둘러볼 때다. 다이어트는 올바른 가이드라인으로 시작하는 것이 중요하다.

4~5줄

살은 빼고 싶지만 아직 끈기가 부족한 당신은 **다이어트계의 작심삼일!** 살을 빼고 싶어 도전했지만 작심삼일로 포기해버린 경험이 있지 않은가? 이 책을 차근차근 따라 해보자. 이번에는 분명 작심삼일을 이겨낼 수 있을 것이다.

6줄 이상

모든 것이 귀찮은 당신은 **운동계의 나무늘보!** 매일 누워 있만 싶지 않은가? 살은 빼고 싶지만 의지도, 의욕도 안 생기는 상태일 수 있다. 하지만 걱정하지 말자. 꾸준히 운동할 수 있게 이 책이 도와줄 테니. 마인드셋만 되면 나도 모르게 움직이고 싶은 욕구가 생길 것이다.

당신의 운동 루틴은
어떤가요?

운동을 시작한 사람들은 어떤 루틴을 가지고 있을까?
꾸준한 운동을 힘들게 하는 원인은 무엇이고, 어떤 도움이 필요할까?
유튜브 '비타민신지니' 채널과 함께 운동을 시작한 사람들의 운동 성향을 알아보자.

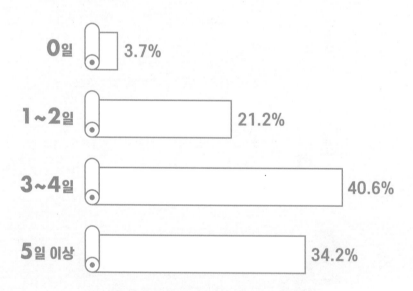

0일	3.7%
1~2일	21.2%
3~4일	40.6%
5일 이상	34.2%

다이어터의 일주일 운동 횟수

'비타민신지니' 구독자들은 일주일 중 3~4일 정도 운동하는 사람이 40.6%로 가장 많았다. 그 다음으로 5일 이상과 1~2일순으로, 일단 운동하기로 결심한 사람들은 꾸준히 운동을 지속하려 고 노력한다는 점을 알 수 있다.

운동을 하는 이유

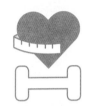

(68.7%) 다이어트를 위해
(22.3%) 건강을 위해
(4.6%) 기타
(2.2%) 운동이 재밌어서
(0.8%) 바디 프로필을 찍어 남기기 위해
(0.5%) 의사 및 가족·지인의 권유

운동을 하지 못하는 이유

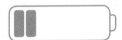

(36.4%) 몸이 너무 힘들어서
(35.6%) 시간이 없어서
(11.6%) 기타
(8.0%) 운동 방법을 몰라서
(2.6%) 재정적 여유가 없어서
(2.0%) 관심이 없어서

'다이어트를 위해' 운동하는 사람이 68.7%로 과반수를 차지했고, '건강을 위해' 운동하는 사람도 22.3%로 많았다. 4.6%가 답변한 기타 의견에서도 건강과 다이어트를 동시에 목표로 한다는 이야기가 대부분이었다. 가장 기본적인 운동의 목적에 충실하다는 것을 알 수 있다. 운동 자체가 재밌어서 지속하는 사람은 2.2%로 큰 비중을 차지하지 못했다.

반면 운동을 하지 못하는 이유로는 '몸이 너무 힘들어서'가 36.4%, '시간이 없어서'가 35.6%로 거의 비슷했다. 주목할 점은 11.6%가 답한 기타 의견에서 '귀찮아서' 혹은 '의지가 부족해서' 등 심리적인 이유를 꼽는 사람이 많았다는 것이다. 큰 힘을 들이거나 따로 시간 내지 않더라도 간편하게 할 수 있다면 더 많은 사람이 부담 없이 운동을 시작할 수 있지 않을까?

주로 운동을 하는 시간

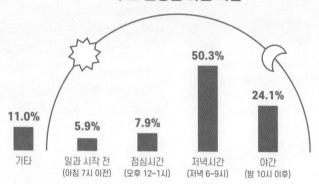

11.0%
기타

5.9%
일과 시작 전
(아침 7시 이전)

7.9%
점심시간
(오후 12~1시)

50.3%
저녁시간
(저녁 6~9시)

24.1%
야간
(밤 10시 이후)

주로 운동을 하는 장소

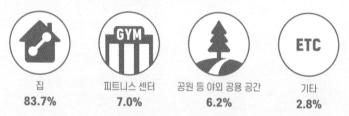

집
83.7%

피트니스 센터
7.0%

공원 등 야외 공용 공간
6.2%

기타
2.8%

이번에는 운동 시간과 장소 등 운동 습관에 대해서 물어봤다. 운동 시간은 하루 일과를 마친 저녁 6~9시 사이가 50.3%로 과반수이며, 밤 10시 이후 늦은 시간에 운동을 하는 사람도 24.1%로 많았다. 기타 의견 11%에서는 고정 시간이 있다기보다 일과 중 짬 날 때마다 수시로 운동을 한다는 의견이 많았다. 또한 운동 장소는 집이 무려 83.7%로 거의 대부분이었다. 운동 자체가 직업이 아닌 이상, 따로 시간을 내거나 특별한 장소에 가서 운동하는 것이 어렵다는 사실을 알 수 있다. 시간과 장소에 구애받지 않는 운동 방법을 알면 유용할 것이다.

운동을 할 때 가장 힘든 점

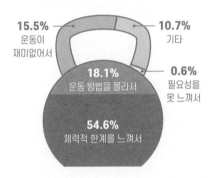

15.5%
운동이
재미없어서

10.7%
기타

18.1%
운동 방법을 몰라서

0.6%
필요성을
못 느껴서

54.6%
체력적 한계를 느껴서

운동을 할 때 가장 힘든 점을 물어보니, 54.6%의 사람이 체력적인 한계를 꼽았다. 운동 방법을 몰라서 힘들다는 사람과 운동이 재미없다는 사람도 18.1%와 15.5%로 적지 않았다. 흥미로운 점은 전문가에게 원하는 코칭으로 의외로 전문적인 운동법(12.4%)보다 쉽고 재밌게 할 수 있는 운동법(64.9%)을 원하는 사람이 더 많다는 사실이다. 결국은 힘들고 어려워서 하기 싫은 운동을 어떻게 지속하느냐가 중요하다는 말이다.

비타민신지니에게 원하는 운동 코칭

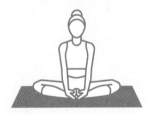

40.1% 쉽게 따라 할 수 있는 운동
24.8% 재밌는 운동
12.4% 전문적인 운동
11.5% 기타
11.0% 운동 동기 부여

운동이 어렵고 재미없게 느껴지면 꾸준히 하기 힘들다. 운동을 시작하는 사람에게는 무엇보다 쉽고 재밌는 운동 방법을 정확하게 알려주는 일이 필요하겠다는 생각이 들었다. 특별히 시간 내거나 힘들이지 않아도 할 수 있는 생활 속 운동으로 시작하면 더 좋을 것이다.

그래서 지금부터 나의 운동 경험을 토대로, 쉽고 간단하며 꾸준히 평생 지속할 수 있는 운동법에 대해 이야기하려고 한다. 전문적이고 어려운 내용이 아니라 실생활에서 따라 하면서 운동을 삶의 일부분으로 들여오는 방법이다. 운동을 대하는 마음가짐부터 자연스럽게 일상에서 실천하는 운동법까지, 모든 다이어터에게 꼭 필요한 내용만 담았다.

다이어터를 위한
내 몸 용어 사전

누구나 가지고 있지만, 눈에 보이지 않기에 깊이 생각해본 적 없을 우리 몸의 뼈와 근육.
운동 시작 전에 막연하게만 알던 신체 용어의 정확한 부위와 기능을 알아보자.
어디를 어떻게 움직여야 할지, 내 몸을 보다 잘 이해할 수 있을 것이다.

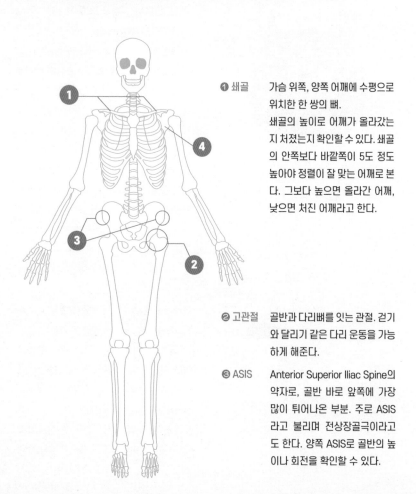

❶ 쇄골   가슴 위쪽, 양쪽 어깨에 수평으로
         위치한 한 쌍의 뼈.
         쇄골의 높이로 어깨가 올라갔는
         지 처졌는지 확인할 수 있다. 쇄골
         의 안쪽보다 바깥쪽이 5도 정도
         높아야 정렬이 잘 맞는 어깨로 본
         다. 그보다 높으면 올라간 어깨,
         낮으면 처진 어깨라고 한다.

❷ 고관절   골반과 다리뼈를 잇는 관절. 걷기
         와 달리기 같은 다리 운동을 가능
         하게 해준다.

❸ ASIS   Anterior Superior Iliac Spine의
         약자로, 골반 바로 앞쪽에 가장
         많이 튀어나온 부분. 주로 ASIS
         라고 불리며 전상장골극이라고
         도 한다. 양쪽 ASIS로 골반의 높
         이나 회전을 확인할 수 있다.

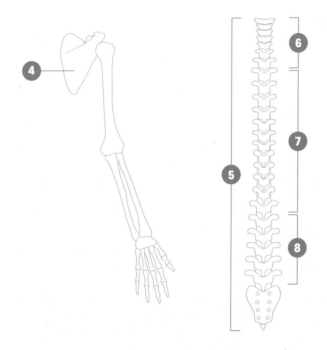

❹ 날개뼈　 등 위쪽에 위치한 한 쌍의 넓적한 뼈. 몸통 뒤쪽과 팔을 연결해준다. 역
　　　　　 삼각형 모양으로 생겼으며 넓적하다. 견갑골이라고도 한다.

❺ 척추　　 목과 등, 허리, 엉덩이, 꼬리 부분에 이르기까지 주요 골격을 유지해주
　　　　　 는 뼈. 우리 몸을 바르게 잡아주는 기둥이라고 생각하면 된다. 총
　　　　　 33개의 척추뼈로 구성돼 있다.

❻ 경추　　 척추뼈 가운데 가장 위쪽 목에 있는 7개의 뼈.

❼ 흉추　　 척추뼈 중 등 부위에 있는 12개의 뼈.

❽ 요추　　 척추뼈 중 등뼈와 엉치뼈 사이 허리 부위에 있는 5개의 뼈. 흔히 아는
　　　　　 디스크가 발생하는 부위가 바로 요추다.

➏ 경추

척추뼈 가운데 가장 위쪽 목에 있는 7개의 뼈로, 목뼈라고도 한다. 머리뼈와 등뼈 사이에 있어 신체를 지지하고 평형을 유지해준다. 목뼈의 휘어짐 방향과 정도에 따라 거북목과 일자목이 된다.

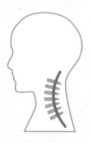 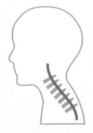 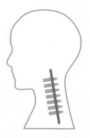

정상 목뼈

사람의 목은 7개의 목뼈(경추)로 이뤄져 있다. C 자형 커브 모양으로 목뼈에 가해지는 압력과 충격을 분산하고, 머리 무게를 효율적으로 지지한다.

거북목

옆에서 볼 때 어깨 중앙보다 귓구멍 중앙이 더 앞으로 가 있다면 거북목이다.

안 좋은 자세 때문에 목, 어깨, 흉추가 변형돼 목의 커브가 과도해진 상태다. 주로 스마트폰, 컴퓨터 등을 할 때의 불량한 자세가 원인이다.

누운 상태에서 턱을 몸 쪽으로 당겨 목의 약화된 심부근육을 강화시킴으로써 예방할 수 있다.

일자목

목이 제대로 굽어지지 않아 정상 커브인 C 자 형태가 아니라 숫자 1처럼 펴진 형태인 목뼈를 가리킨다.

고개를 숙이고 스마트폰을 보거나 과도하게 높은 베개를 사용하는 습관을 버려야 일자목을 예방할 수 있다. 의자에 앉아 있을 때 등을 곧게 펴고 복부에 힘준 상태에서 목뼈를 천천히 뒤로 젖히는 동작도 도움이 된다.

흉추

척추뼈 중에서 등 부분에 있는 12개의 뼈를 말한다. 흉추가 정상 커브인 S자 형태보다 굽었는지 펴졌는지에 따라서 굽은등과 편평등이 나뉜다.

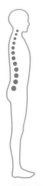 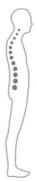 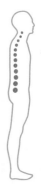

정상등	굽은등	편평등
자연스러운 S 자가 정상적인 척추 커브 형태다.	척추가 정상 커브보다 뒤에 있으며 등이 거북이처럼 굽어 있다. 장시간 앉아서 일하는 직장인들에게서 많이 볼 수 있으며 등 근육이 약하고 가슴 앞쪽 근육이 타이트할수록 등이 점점 굽는다. 굽은등은 외관상으로도 좋지 않으며 허리 통증을 일으킬 수도 있다.	S 자 형태의 정상 커브가 아닌 일자 커브를 일자 허리 편평등이라 한다. 등과 허리가 일자가 되면 몸을 움직일 때 부자연스러울 뿐만 아니라 충격 흡수가 되지 않아 허리 통증이 야기될 수 있다. 자주 가슴을 과하게 앞으로 내밀거나 뻣뻣하게 서 있다면 편평등이 될 확률이 높다.

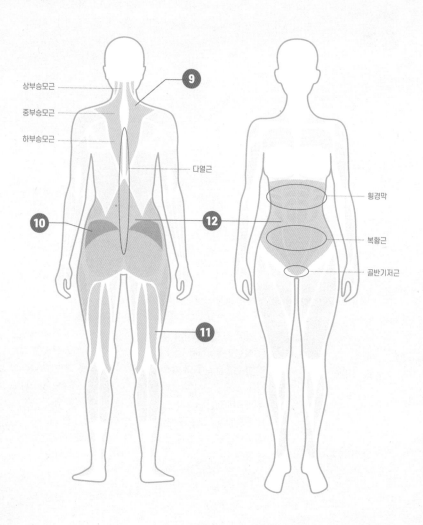

상부승모근

중부승모근

하부승모근

9

다열근

10

11

12

횡경막

복횡근

골반기저근

⑨ 승모근 　어깨에서 목까지 연결된 큰 근육. 크게 상부승모근, 중부승모근, 하부
　　　　　 승모근으로 나뉜다. 상부승모근이 과하게 뭉치면 어깨 위 통증이 있으
　　　　　 며 목이 짧아 보일 수 있다.

⑩ 중둔근 　엉덩이 위쪽, 골반 옆쪽에 자리 잡은 근육. 중둔근이 잘 발달한 사람은
　　　　　 이른바 '힙 업'이 되어 있어 옷의 핏이 좋다. 걸을 때 양쪽 근육에 번갈
　　　　　 아 작용해 골반의 자세를 유지하는 중요한 역할을 한다. 몸 전체의 안
　　　　　 정을 잡아주는 중요한 근육이다.

⑪ 햄스트링 허벅지 뒤에 붙은 넓은 근육으로 허벅지 뒤쪽 부분의 근육과 힘줄로 이
　　　　　 루어져 있다. 무릎을 굽히고 펼 때, 달리다가 멈추거나 방향을 바꿀 때
　　　　　 중요한 역할을 한다.

⑫ 코어 근육 골반과 척추를 지지하는 근육으로 횡경막, 복황근, 골반기저근, 다열근
　　　　　 을 일컫는다. 몸의 중심을 잡아주는 역할을 한다. 코어 근육이 강화되면
　　　　　 허리 디스크, 척추협착증 등 다양한 질병을 예방할 수 있다.

기초 운동 동작
미리 보기

필라테스를 하다 보면 자주 듣는 용어가 있다. 이 기초 자세를 일컫는 용어만 잘 알아두면 필라테스를 배울 때 헷갈리지 않고 쉽게 따라할 수 있을 것이다.

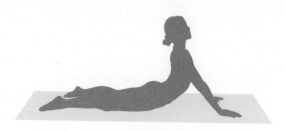

신전(伸展)

신전은 '곧게 펴준다'는 뜻이다. 척추 신전은 척추를 뒤로 젖히면서 아랫배를 펴주는 것이다. 엎드려 상체를 들어올리는 코브라 자세 같은 운동 시에 척추가 신전된다.

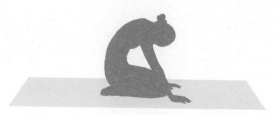

굴곡(屈曲)

굴곡은 신전의 반대로, 몸을 숙이는 동작이다. 척추 굴곡은 머리를 골반 쪽으로 가져오는 것이다. 예를 들면 윗몸 일으키기와 같은 복부 운동을 할 때 척추가 굴곡된다.

턴 아웃(Turn Out)

턴 아웃(외회전)은 무릎과 발 둘 다 바깥쪽을 바라보게끔 다리뼈를 회전시킨 상
태다. 발레의 거의 모든 동작은 턴 아웃 상태로 진행된다. 턴 아웃을 하면 엉덩
이와 안쪽 허벅지에 자극을 더 잘 받을 수 있다. 골반 안정화에도 도움을 준다.

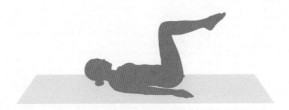

테이블 톱 레그(Table Top Leg)

무릎과 다리를 바닥에서 들어준 뒤 허벅지 안쪽을 붙이고 무릎을 90도 각도로
굽힌 상태를 가리킨다.

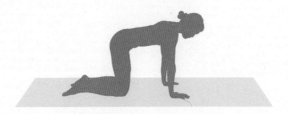

네 발 기기 자세(4 Point Position)

어깨 밑에 손목, 골반 밑에 무릎을 놓고 기어가는 듯한 자세로 있는 상태를 네 발
기기(4 point) 자세라고 한다.

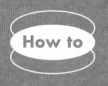

건강한 마음과
아름다운 몸

Part 1

내 인생을
바꾼 운동

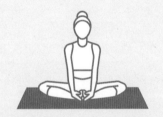

운동하는 데는 나에게도 여러 이유가 있다. 이 중 가장 큰 한 가지 이유는 '후회하고 싶지 않다'는 것이다. 개인적으로 나는 "하려고 했는데 결국 못했어" "했으면 좋았을 텐데 그러지 못했어"와 같이 지난 시간을 후회하는 것이 너무 싫다. 실패보다 무서운 것이 후회라는 말에 진심으로 공감한다. 제대로 시도하지도, 노력하지도 않고 나중에 후회하고 아쉬워하는 일만큼 속상한 상황이 있을까?

─────────────────────────────── ✦✧✦

"지은아,
살을 좀 빼는 게 어때?"

"그 키로 무용을 한다고?"

"다 좋은데 키가 작아서….'

"그 키로 그 학교 무용과에 어떻게 지원하려고 하니?"

키 158센티미터인 내가 무용과 입시 준비 중 여기저기서 지겹게 들은 소리다.

"네가 그 학교를 어떻게 가. 거긴 미스코리아처럼 몸매 좋고 키큰 사람만 갈 수 있는 곳이야. 넌 안 돼!"

누군가 나를 이렇게 비웃기도 했다. 무용과 입시 준비 중에 들은 말 중 가장 충격적이었다. 소문에 의하면 여대 무용과란 '키 큰 사람만 갈 수 있는 학교'였다. 키와 몸매까지 점수로 매겨지는 무용의 현실이 서럽게 느껴졌지만, 키가 작으니 실력을 더 탄탄하게 쌓아야겠다고 생각하며 부족한 부분을 채우려 노력했다. 당시 무용 선생님도 최선을 다해 지도해주셨는데, 키가 작으니 아무래도 살을 **빼**야겠다고 했다.

'키가 작은데 살까지 **빼**면 더 작아 보이는 거 아니야?'

이렇게 생각할 수도 있겠지만, 나는 작은 키 때문에 조금만 살이 붙어도 엄청 통통해 보였다. 그때부터 본격적인 나의 첫 번째 다이어트가 시작되었다.

최초의 다이어트 도전

레슨 전후로 학원 옥상으로 올라갔다. 좋아하는 음악을 들으며 매일매일 줄넘기 4,000개에 도전했다. 한 번에 4,000개를 다 하기 쉽지 않았기 때문에 여러 번 나눠서 진행했다. 멀리 나갈 수도 없고, 따로 시간 **빼**기도 힘든 나에게 줄넘기는 최적의 체지방 감량 운동이었다. 나는 하체, 특히 허벅지 안쪽부터 살찌는 체형인데 꾸준히 줄넘기를 하자 그 부분이 눈에 보일 만큼 날씬해졌다.

처음에는 단순히 허벅지 살을 **빼**기 위해서 시작했지만, 줄넘기는 근력 운동과 별개로 여전히 내게 꼭 필요한 운동이다. 마음이 답답하거나 몸이 조금이라도 무거울 때면 늘 줄넘기 하나만 어깨에 둘러메고 옥상으로 올라간다. 움직이다 보면 심란한 마음도 씻겨 내려간다. 유산소 운동은 신체뿐만 아니라 정신까지 맑고 가볍게 만들어주는데, 줄넘기는 가장 기초적인 유산소 운동이다. 따로 시간 내 유산소 운동을 하기가 힘들거나 하체 체지방 감량을 원한다면 줄넘기를 추천한다.

줄넘기 4,000개를 마치면 밤늦게까지 개인 연습을 했다. 동작이 잘 나올 때까지 계속 연습했다. 운동량이 많은 데도 만족스럽게 살이 빠지지 않아 몸의 라인을 잡아준다는 '슬리밍 경락'도 받아봤다. 슬리밍 경락에 대한 정보도 확실치도 않은데, 선배들이 다닌 곳이라는 소개로 경락을 받은 것이다. 성분이 확실치 않은 젤을 온몸에 바르고 나면 마사지사가 몸 전체의 군살을 마사지했다. 마사지가 끝나면 1인 찜질 기계 안으로 들어가 땀을 내며 노폐물을 배출시켰다. 샤워까지 하고 나오면 모든 과정이 끝났다. 다행히도 경락을 받고 나오면 다음 날까지 뭔가 군살마저 탄력 있어진 듯한 느낌이었다.

노폐물이 잘 빠져나가 다이어트에 효과적이라는 약도 꾸준히 먹었다. 코가 낮아 얼굴이 너무 밋밋해 보인다는 이야기에 성형외과에 가서 코가 높아 보이는 필러도 맞았다. 그날의 필러가 아마 내 인생 처음이자 마지막 시술이지 않을까 싶다. 지금이라면 무서워서 꽁무니를 뺄 시술까지 마다하지 않고 외면을 가꿨다. 지푸라기라도 잡는 심정이었다. 너무나 간절했기에 할 수 있는 일이라면 전부 다 해본 것 같다.

'무용 입시에 왜 그렇게까지?'라고 생각할 수도 있겠다. 하지만 당시 나는 실력은 물론 보이는 것에도 예민할 수밖에 없었다. 음식도 칼로리 낮은 것만 골라 먹었다. 먹는 것에 극도로 날카로워져 밤에 라면을 먹는 동생과 싸울 정도였다.

노력으로 바꿀 수 있다는 희망

열심히 노력한 끝에 7킬로그램 정도 감량해 158센티미터에 42킬로그램이 됐다. 키는 노력으로 바꿀 수 없지만 살은 노력하면 뺄 수 있다. 실력 역시 살과 마찬가지로 노력하면 쌓을 수 있다는 자신감이 들었다. 노력과 연습 덕인지 지원한 학교 세 곳에 모두 합격했다.

지금은 이때의 다이어트 방법이 올바르다고 하기 어렵다는 사실을 안다. 건강은 개의치 않고 맹목적으로 다이어트 하라고 권하려는 것도 아니다. 몸과 마음 모두를 건강하게 지키는 체중 관리는 얼마든지 가능하다. 하지만 이때처럼 절실하게 온 마음을 다해서 살을 빼기 위해 노력한 적은 없었다. 방법은 어설프고 실수 투성이였지만 이때의 경험은 이후 다이어트에 대한 내 각오와 다짐을 점검하는 기준이 됐다.

현실을 탓하지 말고 가능한 것부터 차근차근 바꿔나가는 것만이 정답이다. 살쪘다고 너무 좌절하거나 우울해할 필요는 없다. 노력으로 바꿀 수 있으니까. 노력할 수 있다는 것 자체가 감사한 일이다. 혹시 지금 살이 너무 쪄서 걱정이라면 오늘부터 생각을 조금만 바꿔보자. 바꿀 수 있는 것이 있다는 사실은 그 자체로도 무척 감사한 일이다. 모두가 충분히 해낼 수 있다.

원 푸드 다이어트 실패기

꿈에 그리던 서울에서의 대학 생활이 시작됐다. 부모님과 떨어져 혼자 하는 타지생활은 낯설었지만, 새로운 친구들과 환경에 적응할 생각에 설레기도 했다. 1학년 새내기로서 예쁜 옷차림에 한 손에 책을 들고 넓은 캠퍼스를 거니는 상상도 했다. 현실은 늘 운동복 차림이었지만 말이다.

막상 대학교에 입학하고 보니, 입시 준비할 때보다 무용하는 시간이 많지 않았다. 자연히 운동량도 줄어들었다. 이런저런 약속이 늘어나면서 술 마시는 일도 잦아졌다. 술을 마시니 당연히 대부분 기름지고 고칼로리인 안주도 함께 먹었다. 먹는 양은 늘어나는데 운동량은 줄어든 셈이다.

심지어 식습관도 불규칙해졌다. 입시를 위해 많은 에너지를 쏟아 '마른 몸'을 만들어놓은 상태여서 살찌는 것이 더욱더 확연히 느껴졌다.

극단적인 다이어트 시도

급격히 변해가는 몸에 정신이 번쩍 들었다. 살쪘다는 말을 입에 달고 살며 조금만 먹어도 살찔까 봐 스트레스를 받았다. 이대로 있을 수 없어 방학 동안 제대로 다이어트 하기로 마음먹었다.

문제는 내게 무용 외에 다른 운동을 어떻게 해야 하는지 정보가 전혀 없다는 것이었다. 어떻게 하면 좋을지 인터넷으로 찾아보니 유행하는 다이어트 방법 중에 '덴마크 다이어트'가 있었다. 정해진 식단대로 삶은 달걀, 자몽, 블랙커피 등 저칼로리 음식만 먹는 다이어트였다. 어떻게든 살을 빼야겠다는 마음으로 덴마크 다이어트를 시작했다. 식단에는 나름 신선한 음식이 다양하게 포함돼 있었는데, 재료를 준비 못한 날에는 삶은 달걀 하나로 식사를 때웠다.

독하게 마음먹고 덴마크 다이어트를 시작했는데, 식단을 엄격하게 지킬수록 몸이 조금씩 이상해져갔다. 너무 적게 먹은 탓에 빈혈 증상도 보였다. 식단 외의 음식을 먹으면 안 된다는 강박에 평소에 잘 먹지 않던 음식까지 먹고 싶었다. 다이어트 전보다 식욕이 늘어났는데, 충족되지 않으니 신경도 날카로워졌다. 친구들과 다 같이 만나 식사하는 자리에서도 "미안, 나 다이어트 중이라…"라고 하며 온전히 그 시간을 즐기지 못했다.

삶의 질이 급격하게 떨어졌다. 이대로는 안 되겠다 싶어 문제점을 찾아봤다. 극단적으로 식사량을 줄인 탓에 몸의 영양 균형이 깨져버린 듯했다. 영양 불균형이 계속되자 마음까지 불균형해졌다. 극단적인 식단 조절은 좋은 방식이 아니라는 걸 깨닫고 결국 다이어트 한 달째에 포기했다. 한 달 정도 덴마크 다이어트 식단을 지키니 몸무게는 줄었지만, 체지방량과 근육량을 정확히 측정한 것은 아니기에 빠진 것이 지방인지 수분인지 알 길이 없었다.

더 심각한 문제는 다이어트 포기 이후부터였다. 그동안 못 먹은 음식을 이것저것 가리지 않고 정말 맛있게 먹었다. 1일 1크림파스타를 먹을 정도였다. 식사량이 갑자기 늘어나고 운동량은 확 줄어드니 당연히 요요 현상이 일어났다. 입시 때 날씬한 몸은 온데간데없이 사라지고 찾아볼 수 없었다. 다이어트에 실패한 셈이다.

다이어트 실패 후에는 모든 일에 자존감이 낮아졌다. 친구들이 참여하는 공연 팀에 혼자 들어가지 못하자 '살 때문일까? 아니면 키가 작아서일까?'라고 생각하며 스스로를 책망했고, 오디션에 떨어질 때마다 '살이 쪄서 못생겨진 외모 탓일까?'라고 자격지심에 빠졌다. 입시 때 한번 깡말라봤기에 그 시절이 그리워 더욱더 우울했다.

건강한 식단을 찾아서

가장 심각한 문제는 건강이었다. 극단적이고 불규칙한 식습관 때문에 역류성 식도염을 심하게 앓았다. 역류성 식도염이란 위의 내용물이 역류하며 식도에 염증이 생기는 증상으로, 카페인 같은 자극적인 음식을 피해야 한다. 병원에서도 식습관 개선을 권유했다. 한 달이라도 밀가루와 탄산음료를 끊고 자극적이지 않은 음식과 채소로 식단을 채우라고 말이다.

밀가루를 피하려니 먹을 수 있는 음식이 많지 않았지만, 건강을 위해 한 달 가까이 야채 위주로 적당량의 탄수화물이 추가된 일반식만 먹었다. 밀가루 외에도 카페인처럼 소화가 잘되지 않는 음식은 피했다. 먹고 바로 누워 잠들면 역류성 식도염이 심해지기 때문에 반드시 먹고 나서 최소 서너 시간 후에 잠들었다.

익숙해지자 처음 먹을 때는 역하던 양배추즙뿐만 아니라 나물류의 반찬도 점점 맛있어졌다. 빠르진 않지만, 점점 몸이 건강해지는 게 느껴졌다. 극단적으로 영양 섭취를 줄인 지난번 다이어트와는 달랐다. 돌이켜 보니 극단적 다이어트는 나에게 건강한 습관을 만들기 위해 필요한 과정 중 하나였다. 그렇게 생각하니 다이어트가 온전히 실패한 것만은 아니었다.

━━━━━━━━━━━━━━━━━━━━━━━━━━━━━━ ✦✧✦

예뻐지기보다
건강해지기 위한 운동

.

여전히 식도염 때문에 힘들어하던 어느 날, 학교 교양 시간에 필라테스와 요가 수업을 수강했다. 무용과는 또 다른 매력에 흠뻑 빠져 좀 더 제대로 배워보고 싶어졌다. 그때부터 두 분야를 전문적으로 공부하기 시작했다. 사실 나는 필라테스라는 단어가 한국에서 생소하기만 하던 고등학생 시절 무용 선생님을 통해 운 좋게 필라테스를 제대로 접할 수 있었다. 지금 생각하면 그때부터 필라테스와 나는 떼어놓을 수 없는 운명이지 않았나 싶기도 하다.

요가와 필라테스는 둘 다 오로지 '나'를 위한 운동이다. 무용할 때처럼 누군가에게 평가 받을 필요도 없고, 좋은 점수를 받기 위해 잘할 필요도 없다. 다른 사람의 시선을 의식할 필요가 없으니 자연스럽게 '나'라는 주체만 생각할 수 있었다. 온전한 나만의 시간은 육체뿐만 아니라 정신까지 변화시켰다. '다른 사람들에게 어떻게 보일지'보다 '내가 어떻게 생각하는지'가 더욱 중요하다는 사실을 매트 위에서 깨달은 것이다.

'키가 더 컸으면, 허벅지가 더 얇았으면, 코가 조금만 더 높았으면…' 하고 생각하던 과거가 언젠가부터 창피하게만 느껴졌다. 외면은 크게 중요하지 않다는 생각도 들었다. 무용할 때는 외적인 요소가 완성도에 굉장히 크게 작용하니 무작정 그런 것들을 좇아가기에 바빴지만, 요가와 필라테스를 시작한 뒤에는 '오로지 나 자신을 위해 운동하자'는 생각이 들었다.

'그래. 무작정 예뻐지기 위해서가 아니라 건강해지기 위해서 운동하자!'

보여주기 위해 운동하나요?

극단적인 식단 때문에 다이어트에 실패한 탓에 더는 건강을 해치는 다이어트를 하고 싶지 않았다. 아예 다이어트는 잊고, 그냥 건강을 위해 노력하자는 마음가짐을 가지려 애썼다. 이를테면 '과체중이면 성인병이나 각종 질병의 위험이 있기 때문에 건강한 식단으로 음식을 섭취할 거야', '운동하면 행복 호르몬이 분비돼 일의 능률을 높아지니까 삶의 질이 좋아질 거야'라는 식으로 생각하려 한 것이다. 생각을 바꾸니 건강한 몸 만들기에 집중할 수 있었다. 몸은 건강해질수록 같이 예뻐졌다.

과체중인 사람은 평균 체중으로 돌아가기 위해, 영양 부족인 사람은 부족한 영양소를 채우고 체력을 키울 수 있게끔 식습관을 개선해야 한다. 다이어트의 목적은 절대 단순히 '예쁜 몸'일 수 없다. 안타깝게도 많은 사람이 당장 눈앞에 보이는 것만 중요하게 여길 뿐, 이런저런 핑계로 막상 건강은 돌아보지 않는다. 건강하지 않으면 모두 다 부질없는 일인데 말이다. '건강이 최고'라는 말이 괜히 있겠는가. 건강은 정말 무엇과도 비교할 수 없는, 가장 소중한 것이다. 그러니 나 먼저 내 몸을 소중히 다뤄야 한다. 그래야 나라는 주체 역시 소중해진다.

SNS가 활발해지고, 피트니스 대회가 늘어나면서 미적인 이유로만 운동하는 사람이 많아진 것 같다. 예뻐지기 위한 운동이 나쁘다고 생각하지는 않는다. 그것 또한 자기관리가 될 수 있으니까. 그렇지만 예뻐지려는 이유가 다른 사람들에게 잘 보이기 위해서라면 조급해질 가능성이 크다. 불필요한 스트레스를 심하게 받을 수 있으니 반드시 우선순위가 무엇인지 기억하자.

✦✧✦ ─────────────────────────────────

계획대로 되지 않아도
괜찮다

필라테스에 관한 최초의 기억을 떠올려보면, 무용을 배운 어린 시절 이야기를 빼놓을 수 없다. 나는 여덟 살, 그러니까 초등학교 1학년 때 처음 무용부의 일원으로 학예발표회를 준비했다. 학교로 출강 나온 무용 학원 선생님의 지시에 맞춰 〈꼭두각시〉라는 작품을 연습했는데, 그게 내 첫 무용이었다. 그 후 선생님의 권유로 학원을 다니며 전문적으로 무용을 배웠다.

내가 처음 다닌 학원은 한국무용 전문 학원이었다. 한복을 입고 추는 한국무용은 특성상 팔의 움직임이 정말 중요한데, 긴장감 없이 부드럽고 유연하게 마치 물 흐르는 듯 움직여야 한다. 표정 또한 굉장히 중요하다. 밝은 음악이 흘러나오면 정말 행복한 듯 웃는 표정으로 감정을 표현해야 하고, 어두운 음악이 흘러나오면 심각함이나 슬픔을 표현해내야 한다.

초등학생인 내가 접한 한국무용은 대부분 밝은 느낌의 작품이었기에 무조건 잘 웃어야만 했다. 그때 예쁘게 잘 웃는 연습을 정말 많이 했다. 웃으면 행복해진다는 말처럼 웃다 보니 정말로 행복해졌고, 한국무용이 정말 매력적으로 느껴졌다.

예상하지 못한 계획

중학교 2학년이 되던 해, 청천벽력이 내렸다. 작은 키 때문에 한국무용을 계속하기는 어려울 듯하니 전공을 바꿔보는 게 어떻겠냐는 선생님의 권유를 받은 것이다.

다른 분야의 무용도 마찬가지로 키가 커야 유리하지만, 한국무용은 한복을 입고 추기 때문에 더욱더 키가 중요하다. 한국무용과에 다니는 대학생들을 보면 대다수가 큰 키다. 선생님의 판단은 백번 옳았지만 당시 나에게는 더 이상 좋아하는 한국무용을 할 수 없다는 사실이 절망스럽기만 했다. 한국무용을 포기하는 것은 어린 내게 너무 큰 좌절이었다. 하지만 이미 또래 친구들과 비교해 유독 작은 키와, 성장판을 찍어봐도 얼마 클 수 없겠다는 의사 선생님의 말에 현실을 받아들일 수밖에 없었다.

무용은 크게 세 가지로 나뉘는데, 한국무용을 포기한 내 앞에는 발레와 현대무용이라는 선택지가 놓였다. 발레는 다리를 위로 들어 올리거나 높게 뛰는 등의 많은 기술이 요구된다. 현대무용은 맨발로 추면서 구르거나 뛰기도 하는, 틀에 박히지 않은 조금은 자유로운 무용이다. 그때 나는 단 한 번도 생각해본 적 없는 현대무용을 권유받았다.

아예 다시 시작해야 한다는 생각에 막막했지만, 학원을 몇 차례 옮기며 시행착오를 겪은 끝에 현대무용으로 전공을 바꿔 새로운 무용의 길에 도전했다. 의지를 다지며 시작한 도전은 힘들기도 했지만 새로운 것을 배운다는 설렘도 있었다. 현대무용은 말 그대로 현대적인 무용이기 때문에 다양성에 대한 문이 늘 열려 있다. 현대무용을 잘하기 위해 나는 연기 연습, 영화 감상, 필라테스, 아크로바틱(체조 수업) 등등 많은 것을 트레이닝 받았다.

지속하는 힘

많은 사람이 계획을 세우고 거기에 맞춰 움직이려 노력한다. 하지만 인생은 계획한 대로만 흘러가지 않는다. 꼭 내가 원하는 것이 아니라고 해서, 혹은 내가 생각했던 것과 다른 방향으로 나아가는 것 같아서 좌절하고 실망할 필요가 없다.

다이어트도 마찬가지다. 많은 사람이 "내일부터 다이어트할 거야"라며 계획을 세운다. 그 계획은 지키지 못할 식단과 운동 시간이 적힌 무리한 다짐인 경우가 많다. 당연히 하루도 빠짐없이 지키기 어렵다. 문제는 하루 지키지 못했다고 해서 다이어트 자체를 포기하는 것이다.

많은 사람이 한 번 계획을 지키지 못한 순간부터 실패라고 생각한다. 마음을 다잡고 다음 날 다시 시작하면 실패가 아닌데 말이다. 중요한 것은 계획이 아니라 실천하는 자세다. 더 좋은 결과는 항상 포기하지 않고 지속하는 힘으로부터 온다. 전혀 계획에 없던 현대무용을 전공했지만, 포기하지 않고 나아감으로써 내가 평생의 친구가 될 필라테스를 만난 것처럼 말이다.

◆◇◆

타고난 조건이
좋지 않더라도

비교적 어린 나이에 무용을 시작하기는 했지만, 전공을 바꾼 시기를 생각하면 또 엄청 이르다고 볼 수도 없었다. 신체적인 조건도 뛰어나지 못한데 유연하지도 않아 동작을 완벽하게 해내기도 어려웠다. 무용하면서는 거의 경쟁 구도 안에서만 지내왔는데, 전공을 바꾼 뒤에는 무용 대회에서 만족스러운 결과를 많이 얻지 못했다. 도시적인 외모로 날카로운 무용 분장이 잘 어울리는 친구들에 비해, 동글동글 앳된 얼굴이라 무용 분장이 어울리지 않는 것도 콤플렉스였다.

'키가 작아서 좋은 상을 타지 못하나 봐.'

'코가 낮아서 분장이 안 어울리나 봐.'

'스트레칭이 너무 안 돼서 동작이 잘 안 나오나 봐.'

안 좋은 생각만 들고, 상황을 탓하게 됐다. 하루는 아빠 앞에서 펑펑 울며 키가 작아서 아무래도 안 될 것 같다고 푸념했다. 아버지는 무용에서 중요한 것은 키가 아니라 가능성이라는 말로 내게 용기를 줬다.

단점보다는 장점을

아버지의 말에 다시 마음을 굳게 먹고 긍정적으로 생각하려 노력했다. 신체 조건이나 화려한 기술에 콤플렉스를 느끼는 대신 단점을 가려줄 장점의 극대화를 위해 노력했다. 그러다 보니 하나둘 잘하는 것이 보이기 시작했다. 한국무용 배울 때 표정 연습을 많이 해서인지 감정 표현력이 남들보다 뛰어난 편이었고, 유연성은 부족해도 타고난 점프력이 남들보다 좋았다.

나는 남들보다 습득력도 느리고 순서를 외우는 암기력도 뛰어나지 않았다. 또 키가 작고 통통했다. 그럼에도 포기하지 않으려면 노력하는 수밖에 없었다. 남들보다 부족한 부분이 많기 때문에 두 배로 연습해야만 비슷한 실력으로 올라설 수 있었다. 그때 마음속에 하나의 메시지를 새겼다.

"남들보다 두 배로 노력하자."

다리 찢기는 당시 가장 열심히 노력한 것 중 하나다. 발레도 그렇지만, 현대무용은 한국무용과 다르게 다리를 위로 차거나 높게 뛰는 등 하체를 사용하는 동작이 많다. 그렇기 때문에 무조건 다리 찢기가 가능해야 한다. 당연히 학원 수업 시간 중에 다리 찢기 시간이 있었다. 레슨이 막바지에 이르면 다 같이 벽으로 가서 다

리를 찢었다. 선생님이 지시하면 벽에 등을 댄 다음 다리를 벌리
고 앉았다. 내 양쪽 다리 앞에 선생님과 선배들이 앉은 후 양다리
가 모두 벽에 닿을 때까지 밀어주며 스트레칭을 하게 했다. 5분에
서 10분 정도 그 고통스러운 자세를 유지해야만 했다. 어찌나 힘
든지 그 시간이 무섭고 두렵기까지 했다.

남들보다 더, 두 배로 열심히

다리 찢기만 하면 아파서 눈물이 날 정도였지만 "남들보다 두
배로!"를 외치며 집에서도 밤마다 초시계를 맞춰가며 일자 다리
찢기를 연습했다. 벽에 두 다리를 벌려 조금씩 벽과 골반 사이 공
간을 좁혀가는 방식의 연습이었다.

지금이야 다리가 잘 찢어지니 내가 원래 유연하다고 생각하는
사람도 많지만, 사실 나는 다리가 90도도 채 벌어지지 않은 상태
에서 이 스트레칭을 시작했다. 타고난 고관절이 어찌나 뻣뻣한지
해도 해도 벽과 골반 사이 공간이 줄어들지 않아서 정말 매일매일
긴 시간 다리 찢기를 눈물로 연습했다. 지금은 필라테스 강사로
아프지 않게 다리를 늘리는 방법을 터득했지만, 당시에는 아무런
지식이 없어 부상도 잦았다. 힘들게 늘려놓은 근육이기에 지금도
다시 타이트해지지 않게 매일매일 스트레칭 한다.

나는 원래 유연하거나 무용을 잘하던 사람이 아니다. 오로지 연
습으로 부족함을 채웠을 뿐이다. 지금 '비타민신지니' 채널을 통

해 자신 있게 "운동은 여러분을 절대 배신하지 않아요"라고 말할 수 있는 것도 모두 경험 덕이다. 연습과 노력은 절대 배신하지 않는다는 것을 직접 깨우친 덕이랄까. '남보다 두 배로' 마인드를 장착하고 나서부터는 좋지 않은 결과에도 상황을 탓하지 않을 수 있었다. 그저 내 노력이 충분하지 않았다고 결론 내릴 뿐이다. '다음에는 더 노력하자!'라고 생각하면 우울할 것도 없다.

성공한 사람들은 일이 잘 안 풀릴 때 남이 아니라 본인을 탓하며 문제를 개선해나가려 한단다. 두 배로 소녀의 마인드 덕에 나 역시 완벽하게는 아니더라도 조금은 성공한 사람들과 비슷한 방향으로 나아갈 수 있지 않았을까 싶다. 본인이 부족하게 느껴지거나 일의 능률이 좋지 않다고 느껴질 때는 다들 내면의 두 배로 소녀(소년)를 이끌어내면 좋겠다. 언젠가는 그 노력이 고스란히 쌓여 빛나는 결과를 선물 받을 테니까.

✦✧✦ ─────────────────────────────

지금 운동해야
하는 이유

　운동하면 인생이 달라진다는 말이 있다. 틀린 말은 아니다. 실제로 다이어트 성공 후 엄청나게 빛을 본 연예인도 있고, 비만 때문에 건강이 위험할 정도로 안 좋던 사람이 체중 감량으로 새 삶을 얻은 사례도 있다. 살쪄서 입지 못하던 옷을 다시 입을 수 있게 되면 자신감이 생겨 삶의 활력을 되찾을 수도 있다. 이 밖에도 건강 유지를 위해, 체력을 키우기 위해, 예뻐 보이고 싶어서 등 운동하는 이유는 무수히 많다.

　운동하는 데는 나에게도 여러 이유가 있다. 이 중 가장 큰 한 가지 이유는 '후회하고 싶지 않다'는 것이다. 개인적으로 나는 "하려고 했는데 결국 못했어" "했으면 좋았을 텐데 그러지 못했어"와 같이 지난 시간을 후회하는 것이 너무 싫다. 실패보다 무서운 것이 후회라는 말에 진심으로 공감한다. 제대로 시도하지도, 노력하지도 않고 나중에 후회하고 아쉬워하는 일만큼 속상한 상황이 있을까?

다이어트, 운동, 식습관 관리도 마찬가지다. 만약 나중에 큰 병에 걸린다고 가정해보자. 그제야 "아, 예전에 건강한 음식을 챙겨 먹고 꾸준히 운동했어야 했는데…" 하고 후회한들 이미 늦었을 수 있다. 지금으로부터 10년이 지난 뒤, 열 살 어린 지금 내 나이의 친구들을 바라보며 "저 때 조금 더 운동해서 저렇게 예쁜 옷 좀 입어봤어야 했는데 아쉽다"는 말이 나온다면 나 자신에게 얼마나 미안하고 속상할까?

이 책을 읽는 독자들은 시간이 지나서 "그때 열심히 할걸 그랬어"라는 말보다 "그때 열심히 한 덕분이지"라고 말할 수 있으면 좋겠다. 시간이 많이 지난 뒤 지금, 이 순간을 돌아본다면 후회하지 않을 자신이 있는가? 조금이라도 후회할 것 같다면 지금이 바로 운동을 시작하고 식습관을 개선할 때다.

적당히 먹고 많이 움직이자

다이어트의 정확한 뜻은 '체중을 줄이거나 체력 증진을 위해 제한된 식사를 하는 것'이다. 많은 사람이 어떤 다이어트 방법이 가장 현명한지 이미 잘 알고 있다. 적당히 먹고 많이 움직이면 된다. 귀찮고 번거로우니 최대한 편하고 빠른 방법을 찾는 것뿐이다. 음식은 양껏 먹으면서 움직이기는 귀찮고, 그러면서 살은 빠지길 바라는 건 욕심이다.

나는 무리한 식단을 병행하면서 심하게 스트레스를 받은 적이 있다. 잘못된 다이어트 때문에 극도로 예민해졌을 뿐만 아니라 건강도 급격히 안 좋아졌다. 이런 기억 때문에 식사량을 급격히 줄인다거나 무작정 굶는 다이어트는 정말 추천하고 싶지 않다. 게다가 잘못된 방식의 다이어트는 강박증이나 거식증 등 후유증을 불러오기도 한다.

'다이어트는 평생 하는 것'이라는 말이 있다. 이 말에 불가능하다는 생각이 들거나 억압당한다는 느낌을 받는다면 내게 다이어트가 어떤 의미인지 점검해볼 필요가 있다. 만약 다이어트를 '평생 건강하게 식습관을 개선해나가는 것'이라고 생각한다면 이 같은 문구에 스트레스 받지 않을 것이다.

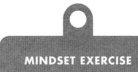

MINDSET EXERCISE

우선순위 점검

지금 내가 바꿀 수 있는 것은 무엇인가?
다음 내용을 따라 써보며 운동 시작 전 우선순위를 점검해보자.

단순히 '예쁜 몸'이 아니라 '건강'을 우선순위에 두자.

중요한 것은 항상 포기하지 않고 지속하는 힘에 있다.

운동은 절대 배신하지 않는다.

Part 2

살을 빼는 이유는 무엇인가요?

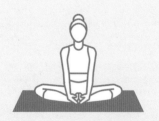

무작정 "다이어트를 시작해야지" "살을 빼야지"가 아니라, 왜 살을 빼야만 하는지에 대한 정확한 이유와 목표가 있어야 한다. 마음가짐은 정체성에 따라 얼마든지 달라질 수 있다. 다이어트에 성공하고 싶다면, 예쁘고 건강한 몸을 만들고 오랫동안 유지하고 싶다면, '움직이는 걸 좋아하는 사람, 활동적인 사람'으로 정체성을 바꿀 필요가 있다. 그러기 위해 나라는 사람의 정체성을 바꾸는 '마인드셋'이 필요하다.

✦✧✦

다이어트를
쉽게 하는 방법

다이어트는 절대 만만하지 않다. 의지를 다지며 시작했지만, 귀찮아니즘 또는 이런저런 유혹에 흔들리다가 결국 포기한 경험이 다들 한 번쯤은 있으리라. "내일부터 식단 조절해야지" 하고 다짐해놓고, 다음 날 "아, 오늘은 열심히 일한 나에게 주는 선물이야"라며 배달 앱으로 야식을 시킨 적이 있지 않은가? 혹은 "내일부터운동 열심히 해야지" 하고 다짐해놓고, "오늘은 일을 많이 했으니까 무리하지 말자" "맛있으면 0칼로리라고 했으니 맛있게 먹어야지"라고 합리화하며 작심삼일로 끝내버리기도 한다.

나는 무슨 일이든 늘 '마인드셋' 후에 시작하는 편이다. 마인드셋으로 마음 먼저 가다듬는 것이다. 다이어트 역시 성공률을 높이고 제대로 실천하기 위해서는 마인드셋부터 준비할 필요가 있다. 마음가짐이 바로잡히고 나서 다이어트를 시도하면 실패 확률도 적고, 꾸준히 이어나갈 힘도 생긴다. 좀 더 굳은 마음으로 식단

관리와 운동을 실천할 수 있다는 뜻이다.

정체성의 변화

《부의 추월차선》을 쓴 30대 억만장자 엠제이 드마코의 어머니는 젊은 시절, 담배를 무척 많이 피웠다고 한다. 그런데 어느 날, 골초였던 드마코의 어머니가 담배를 한 번에 끊는다. 임신했기 때문이다. 흡연자들의 이야기를 들어보면 임신했다고 담배를 바로 끊기란 쉽지 않다고 한다. 임신 중에 계속 흡연하는 사람들도 많다. 그럼에도 드마코의 어머니가 한 번에 담배를 끊을 수 있었던 결정적인 이유는, 단순히 임신해서가 아니다. 정체성이 변했기 때문이다. 드마코를 임신하기 전까지는 단순히 '한 여자'로 살아왔는데 임신하고 나서 '앞으로는 한 아이의 어머니로 살아야 한다' '내가 건강해야 아이 또한 건강하게 태어날 수 있다'는 생각에 정체성이 바뀐 것이다. 그렇게 드마코의 어머니는 끊기 어렵다는 담배를 하루아침에 끊어버렸다.

드마코의 어머니가 임신하지 않은 상태에서 단순히 담배를 끊겠다고 결심했다면 아마 단번에 끊을 수 없었을 것이다. 무언가를 달성하기 위해서는 단순한 다짐보다 정체성의 변화가 필요하다. 그래야만 더욱 의지를 갖고 행동할 수 있기 때문이다.

드마코 어머니의 이야기는 다이어트에도 연결할 수 있다. 아무리 살을 **빼겠다**고 결심해도 환경이나 정체성의 변화 없이는 실천으로 옮기기 정말 어렵다. 이를테면 건강검진을 받으러 갔는데 결과지에 '과체중 때문에 체중 감량을 하지 않으면 오래 살지 못합니다'라고 쓰여 있다고 생각해보자. 어떤 마음가짐이 생길까? 아마 '오래 살고 싶다'는 마음이 생길 것이다. 그럼 건강해지고 싶어서 알아서 운동하고 관리하지 않을까?

무작정 "다이어트를 시작해야지" "살을 빼야지"가 아니라, 왜 살을 빼야만 하는지에 대한 정확한 이유와 목표가 있어야 한다. 대학 입시 때문에 체중 감량을 하던 시기, 나는 단순히 '살 빼야지'라고 생각하지 않았다. '살을 빼야 원하는 학교에 입학할 수 있다'는 목표로 수험생의 정체성을 만들었다. 대학에 합격해야만 한다는 목표 덕에 더욱더 열심히 몸매 관리를 할 수 있었다.

탈 다이어트 마인드셋

마음가짐은 정체성에 따라 얼마든지 달라질 수 있다. 다이어트에 성공하고 싶다면, 예쁘고 건강한 몸을 만들고 오랫동안 유지하고 싶다면 '움직이는 걸 좋아하는 사람, 활동적인 사람'으로 정체성을 바꿀 필요가 있다. 그러기 위해 나라는 사람의 정체성을 바꾸는 '마인드셋'이 필요하다.

'나는 움직이는 걸 좋아해.'

'나는 활동적인 사람이야.'

'나는 규칙적이고 부지런해.'

생각을 바꾸면 정말 그런 사람이 될 수 있다. 다이어트 강박증 없이 예쁘고 건강한 몸을 만들 수 있는 것이다. 나는 이를 '탈(脫) 다이어트 마인드셋'이라고 부른다. 다이어트라는 단어를 떠올리기만 해도 답답하고 힘들고, 사방에서 옥죄어온다는 느낌이라면 지금 바로 탈 다이어트 마인드셋이 필요하다. 이것만 잘 이뤄지면 스트레스 받으면서 다이어트 할 필요가 없다.

운동이 절대 압박으로 작용해서는 안 된다. 하루 운동하지 못했다고 죄책감을 갖지 않아도 된다. 운동은 세수와 양치, 식사처럼 일상생활에 자연스럽게 스며들어야 한다. 처음에는 운동 습관을 기르기 힘들겠지만, 습관으로 자리만 잡으면 더 이상 운동이 귀찮고 힘들지 않을 것이다. 다이어터로서의 정체성만 제대로 확립한다면 항상 실패하던 다이어트에 성공할 수 있다.

＋◇＋

건강한 목표 설정하기

무언가를 이루기 위해서는 정확한 목표가 있어야 한다. 다이어트를 위한 마인드셋이 끝났다면 목표를 설정하자. 목표는 현실적이고 구체적일수록 좋다. 아래처럼 말이다.

올 여름 비키니 입고 해수욕장 가기	한 달 뒤에 새로 산 민소매 티셔츠 입기

몸무게로만 목표를 세우면 숫자에만 집착하다 쉽게 포기할 수 있다. 실현 가능한 목표를 정하고, 이뤄낼 때의 쾌감에 재미를 붙여보자. 다이어트에서 목표는 더 나은 방향으로 나아갈 수 있게끔 도와주는 좋은 도구 중 하나다. 목표가 구체적일수록 스스로 행동할 가능성이 높아진다.

실천 방법 고민하기

목표를 설정했다면 어떻게 잘 실천할지도 고민해봐야 한다. 구체적으로 본인만의 목표를 정했다면 어떻게 실천해야 하는지 적어보자.

> - 주 3회는 꼭 홈트하기
> - 주 2회는 러닝

다음에는 세부적인 하루의 목표도 세워보자. 여기서 말하는 목표는 다이어트를 위한 목표다. '그냥 생각나는 대로'가 아니라, 목표와 계획을 갖고 살아가는 것은 하루를 더 의미 있고 생기 있게 만들어줄 것이다.

> - 비타민 챙겨 먹기
> - 군것질하지 않기
> - 출근길 파워 워킹 하기
> - 하루 10분 호흡하는 시간 갖기

참고로, 내 목표는 다음과 같다.

> - 과자는 정말 먹고 싶을 때, 주 1회에 한 번만 먹기
> - 최소 주 3회 운동하기

목표를 정하고 나면 자연스럽게 노력하게 된다. 사정이 생겨 하루 정도 계획을 지키지 못하더라도 다음 날 어제 못 지킨 약속을 수행하려 애쓰게 되는 것이다. 이렇게 규칙을 정해놓고 지키려고 애쓰다 보니 채 의식하지 못했지만, 내게도 많은 변화가 일어났다. 예를 들어, 이제는 주 3회 근력 운동을 하지 않으면 몸이 찌뿌둥해 오히려 힘들다.

눈에 보이는 대로, 생각나는 대로 과자를 먹었다면 군것질도 자주 할 수밖에 없었을 것이다. 하지만 과자 먹는 날을 주 1회 한 번으로 정해놓고 나니 눈에 과자가 보여도 쉽게 손이 가지 않았다. 굳이 찾아서가 아니라 어쩌다 한 번 먹는 정도만 군것질을 했다. '무조건 안 돼'가 아니라 '먹더라도 조금만'으로 규칙을 정해놓으니 스트레스를 받지 않고 그 과정을 잘 이겨낼 수 있었다.

적극적으로 실천하기

공개 선언 효과라는 것이 있다. 심리학자 스티븐 헤이스는 실험으로 이 효과를 증명했다. 세 그룹의 학생을 대상으로, 첫 번째 그룹은 목표 점수를 다른 학생들에게 공개하고 나머지 두 그룹은 마음속으로만 생각하게 했다. 그랬더니 목표 점수를 공개한 학생들이 눈에 띄게 높은 성적을 받았다. 마음속으로 혼자 생각하는 것보다 다른 사람에게 자신의 목표를 알리는 것이 더 큰 실천력을 가져다준다는 연구 결과다.

TV에서 방영하는 다이어트 프로그램을 보면 출연자 대다수가 다이어트에 성공한다. 이것도 공개 선언 효과다. 방송에 출연해 많은 사람에게 다이어트 목표가 공개됐기에 자기 자신과의 싸움에서 더욱 혹독해질 수 있는 것이다.

마음속으로만 생각한 목표는 흐지부지 끝날 가능성이 크다. 이런저런 핑계로 스스로를 합리화하다 포기하는 일을 방지하기 위해 여러 사람에게 나의 다이어트 목표를 알려보자. 주변 사람들에게 어떤 목표가 있는지 공개 선언하면 더 노력하게 될 것이다. '성공하지 못하면 창피해서 어쩌지?' 하고 일어나지도 않은 일을 걱정부터 하지는 말자.

가장 바보 같은 짓이 남의 시선을 걱정하느라 진짜 중요한 일을 실천하지 못하는 것이다. 내가 다이어트에 실패했다고 손가락질하거나 이상하게 볼 사람은 없다. 있더라도 그런 사람은 애초부터 내게 좋은 사람이 아니다. 있더라도 다른 사람의 시선에 방해 받지 말고, 다른 사람의 시선을 뛰어넘고 당당하게 나를 위한 목표를 설정해보자.

마감일을 정하는 것도 좋은 방법이다. 학교 과제 또는 직장 보고서를 제출할 때를 생각해보자. 마감일이 정해져 있으면 어떻게든 기한에 맞추려 애쓰게 되지 않는가. 반면 마감일이 없으면 미루고 미루다가 중간에 포기하기 십상이다. 많은 사람이 할 일을 미루지 않기 위해 정확한 마감일을 정해놓는다.

혹시 마감일까지 목표에 도달하지 못하더라도 너무 좌절할 필요는 없다. 도전한 나 자신에게 응원하고 박수쳐준 다음 다시 기한을 설정해 재도전하면 된다. 이렇게 한 걸음 한 걸음 나아가다 보면 분명 언젠가는 목표에 도달할 수 있을 것이다.

+✧+ ───────────────────────────────

당신의 운동이 늘
작심삼일인 이유

다들 건강을 위해 반드시 운동해야 한다는 사실을 잘 알고 있다. 그저 실천하기가 어려울 뿐이다. 당신의 운동이 늘 작심삼일로 끝나는 이유는 뭘까? 운동을 미루는 이유는 다양하다. 귀찮아서, 바빠서, 몸이 안 좋아서, 피곤해서 등등. 미루다 보면 하루가 이틀이 되고 이틀이 한 달이 된다. 결국 첫 마음가짐과는 다르게 운동을 포기하게 된다. 처음으로 운동을 시작하는 많은 사람이 자신과의 싸움에서 이렇게 져버린다. 운동을 작심삼일로 끝내지 않고 꾸준히 이어가려면 어떻게 해야 할까?

선택이 아닌 필수

운동을 단순히 날씬하고 예쁜 몸을 위해 필요한 '부수적인 것'이라고 생각하면 귀찮아서 자꾸 미루게 된다.

'시간 날 때 하지, 뭐.'

이렇게 생각하면 운동은 무한정 미뤄지기만 할 뿐이다. 헬스장이나 운동 센터에 결제만 해놓고 기부 천사가 되는 까닭이다. 슬럼프를 이겨내려면 운동을 선택 사항으로 두지 말아야 한다. 운동을 해도 그만, 안 해도 그만인 선택 사항이 아니라 무슨 일이 있어도 반드시 해내야 하는 '필수 사항'으로 분류하고 반드시 지키려 노력해야 한다는 의미다.

개인적으로 무엇이든 제대로 실천하기 위해서는 선택의 여지를 남겨서는 안 된다고 생각한다. 이를테면 밥을 먹는 것은 선택이 아니라 필수다. 배고파서도 먹지만, 먹어야만 필수 영양소가 채워지기 때문에 먹는 것이다. 그래야 살아갈 수 있으니까 말이다.

앞으로 기부 천사가 되지 않으려면 운동에 대한 생각 먼저 바꿔야 한다. 식사처럼 당연한 필수 일과 중 하나라고 생각하는 것만으로도 더 쉽게 운동을 할 수 있다. 나 역시 '운동은 필수!'라고 생각하고서부터는 꼭 지켜야겠다는 의지가 생겨 작심삼일 슬럼프를 이겨낼 수 있었다.

운동에 대한 인식을 바꾸자

매일 운동을 할 수 있는 가장 좋은 방법은, 현재 자신에게 가장 필요하고 적합한 운동을 찾는 것이다. 너무 어렵거나 힘들면 꾸준히 하기 힘들고, 너무 쉬워도 재미없고 효과가 없다. 지금 내 연령과 몸 상태에는 어떤 운동이 필요한지 알아보자.

연령이나 몸 상태에 따라 추천 운동은 다양하게 나뉜다. 한 번도 운동해본 적이 없는 초보자라거나 근력이 아주 없는 상태라면 걷기부터 차근차근 시작해보자. 청소도 생활 속 운동으로 삼을 수 있다. 아침마다 스트레칭도 좋은 운동 습관이다. 초보자 단계를 지나 어느 정도 근력이 생겼다면 단계를 높여 러닝이나 요가, 필라테스 등 근육을 키울 수 있는 운동을 함께해보자. 근력 운동은 몸의 라인을 예쁘게 가꿔줄 뿐만 아니라 기초대사량까지 함께 높여준다.

운동은 부담스럽거나 압박감을 주는 존재가 아니다. 인식을 조금만 바꾸면 운동은 우리 옆에서 선한 영향력으로 함께하는 '평생 친구'가 돼준다.

◆◇◆

운동에도
권태기가 있다

오래된 연인이 헤어지는 이유 중 하나는 권태기다. 권태기를 이겨내지 못하면 헤어지는 것이고, 잘 이겨내면 결혼까지 골인하는 셈이다. 권태기를 잘 이겨내기 위해서는 충분한 대화로 솔직하게 마음을 주고받는 일이 중요하다.

9년의 연애 기간 동안 나와 남편에게도 권태기가 있었다. 이 과정을 이겨내려 솔직하게 대화하는 시간을 자주 가졌고, 똑같은 패턴에서 벗어나 새로운 것을 찾으려 노력했다. 권태기를 부정하거나 피하려 하지 않고 현명하게 받아들였기에 우리는 결혼이라는 최종점에 골인할 수 있었다.

10년 차 필라테스 강사인 나는 가끔 이런 질문을 받는다.

"선생님은 오랫동안 일하며 권태기가 온 적 없어요?"

일을 그만두고 싶은 적은 없었지만 똑같은 매일이 반복되니 지칠 때는 있었다. 권태기는 보통 특별한 것 없이 비슷한 나날이 반복된다고 느껴질 때 온다. 똑같은 패턴이 반복되니 권태로운 것이다.

나는 그럴 때마다 쉬는 시간에 테니스, 수영 같은 취미 생활을 하며 생활의 활력을 찾으려 노력했다. 여행도 다녀왔다. 잠시 쉬면서 여행하다 보니 끝난 후에도 다시 돌아가서 일할 수 있는 공간이 있다는 사실에 감사함을 느낄 수 있었다. 그 덕에 여행 후 일이 좀 더 즐거워졌다.

운동도 연애나 일과 똑같다. 똑같은 운동을 반복하다 보면 누구에게나 권태기가 오기 마련이다. 오죽하면 '운태기(운동 권태기)'라는 말이 있겠는가. 운동으로 에너지를 전파하는 사람이지만, 나역시 매일 아침 개인 운동을 위해 일찍 일어나는 것이 귀찮을 때가 있었다. 추워졌다는 날씨 핑계로 모든 운동을 멈춘 적도 있다. 하지만 현재는 잘 이겨내고 꾸준히 개인 운동을 이어가는 중이다.

재충전의 시간이 필요하다

나는 운태기가 왔다며 조언을 구하는 사람들에게 잠시라도 쉬라고 권하곤 한다. 다 놓아버리고, 포기하라는 것이 아니다. 그동안 열심히 운동한 나에게 휴가를 주는 기분으로 쉬는 동안의 계획을 짜보라는 것이다.

우선 며칠이나 휴가 기간을 가질 건지 결정하자. 기한을 정한 다음에는 휴가 동안 어떻게 쉴 것인지 상세히 계획을 짠다. 휴식

계획은 실천 가능한 아주 간단한 것으로 정해야 한다. 너무 어려우면 쉬기는커녕 오히려 지칠 수 있기 때문이다. 이를테면 이런 식이다.

> 2주 동안 휴식할 것이지만,
> 아침에 일어나면
> 꼭 물 한잔을 마시겠다.

> 한 달 동안 휴식하는 대신
> 몸이 완전 굳지 않게 매일 자기 전
> 간단히 스트레칭 하겠다.

운동 휴가 내내 지킬 최소한의 개인 규칙도 정해놓아야 한다. 어렵게 생각할 필요는 없다. '폭식하지 않기, 저녁 8시 이후로 먹지 않기' 등 아주 기본적인 규칙이면 된다.

현명하게 운태기 극복하기

운태기는 누구에게나 올 수 있다. 운태기가 왔다고 너무 우울해하거나 모든 게 끝난 것처럼 생각하지 말자. 그저 '내가 지금 운태기구나' 인정하고, 잘 극복하면 된다. 열심히 하고 있는데 체중이 변하지 않아 지치거나 지루한 일상의 반복으로 운태기가 온 듯하다면 충분히 휴식한 뒤 다시 시작하자. 지겹게만 느껴지던 운동이 새롭게 느껴질 것이다.

"오늘은 몸이 피곤하니까 운동을 안 해도 돼."

"지금은 바빠서 운동을 할 수 없어."

이렇게 합리화하며 중간에 포기하고 완전 놓아버리지만 말자.
그럼 다이어트를 처음부터 다시 시작해야 할 수도 있다.

어떤 사람들은 운태기를 슬기롭게 극복하지 못해 다이어트를
계속 다시 시작하다가 결국 포기해버리기도 한다. 반면, 운태기
를 잘 극복해낸 사람들은 원하는 목표에 도달하는 기쁨을 맛볼
수 있다.

운동하는 습관이 내 삶의 일부가 되기 위해 운태기는 반드시 거
쳐야 하는 과정 중 하나다. 무리해서 운동하거나 운동하지 않는
시간을 낭비라고 생각하며 괴로워하지 말고, 운태기를 현명한 휴
식의 시기로 삼아보자.

―――――――――――――――――――――――――――― ✦◇✦

에너지가 좋은 사람

나는 사람마다 각자 에너지가 있다고 믿는다. 여기서 말하는 에너지란 활동하는 데 근원이 되는 힘을 가리키는데, 일이나 운동 능력뿐만 아니라 앞으로 만날 사람들에게까지 영향을 끼친다. 에너지란 서로 주고받는 것이기 때문이다.

한번은 카페에서 일하는데, 옆 테이블에 앉은 여자가 1분에 한 번씩 한숨을 쉰 적이 있다. 계속 옆에서 한숨 소리가 들려오니 나 역시 힘이 빠지고, 카페에 있는 내내 기분이 안 좋았다.

다들 이와 비슷한 경험이 있을 것이다. 만나고 나면 이상하게 기운이 없어지고 기분이 가라앉는 사람이 있는 반면에, 기분이 좋아지고 도리어 힘이 생기는 사람도 있지 않은가? 대화를 나눌 때 부정적인 이야기만 오고 가면 기분이 안 좋아지는 반면, 웃음 가득한 사람과 긍정적인 이야기를 나누다 보면 기분이 좋아지고 의지가 생긴다. 그런 의미에서 주변에 어떤 에너지를 가진 사람들과 함께하는지는 굉장히 중요하다.

나는 주 2, 3회 정도 아침에 아쉬탕가 요가 수련을 한다. 벌써 6년 차다. 집에서 혼자 수련할 때도 있고 수련원에 갈 때도 있는데, 확실히 많은 사람과 함께 호흡하면 엄청난 에너지가 전달된다. 아침 일찍 요가하기 위해 모인 사람들의 에너지를 받으면 혼자서는 해내지 못할 동작도 거뜬하게 해낼 수 있다. 그렇게 수련을 끝내고 아침 일과를 시작하면 좋은 기운을 받은 듯해 늘 기분이 좋다. 그 덕인지 언제부터인가 요가는 내 삶의 큰 활력으로 자리 잡았다. 내게 요가 수련이란 운동이라기보다 더 좋은 에너지를 얻기 위한 수행이다.

운동으로 만나는 인연은 대다수가 밝고 긍정적인 사람들이다. 본인 몸을 관리할 줄 아는 사람들이기 때문에 자기 자신을 사랑할 줄 알고 또 그만큼 생각이 건강한 편이다. 그 덕인지 필라테스를 배우기 위해 센터를 찾는 회원들뿐만 아니라 온라인으로 만나는 구독자들에게까지 좋은 에너지를 받고 있음을 종종 느낀다. 이렇게 에너지가 좋은 사람들과 함께 어울리는 것만으로도 하루가 엄청나게 긍정적으로 굴러간다.

좋은 에너지를 이끌어내는 법

'에너지가 좋은 사람이다'라는 말은 어떤 의미일까? 밝아야만 에너지가 좋은 걸까? 술, 담배를 안 하면 에너지가 좋은 걸까? 말을 잘해서 여러 사람을 웃기면 에너지가 좋은 걸까? 모두 다 정답이 아니다. 내가 생각하는 에너지가 좋은 사람이란 건강한 생각을 가진 사람이다.

건강한 생각이란 말이 추상적으로 들릴 수도 있겠다. 건강하게 생각하는 사람들은 자기 자신을 아끼고 또 소중하게 생각하며 주변 사람들에게 좋은 영향력을 발휘한다. 또한 작은 일에 얽매여 전전긍긍하지 않고 있는 그대로 받아들이며 낙천적이다. 머리로 계산하거나 기대하는 마음 없이 자연스럽게 친절을 베푼다. 표정과 행동에서 건강함이 자연스럽게 느껴지는 사람, 밝아 보이려고 애쓰지 않아도 맑고 깨끗한 내면이 자연스럽게 우러나오는 사람이 에너지가 좋은 사람이지 않을까?

생각이란 고스란히 바깥으로 드러나기 마련이다. 표정과 말투는 물론 눈빛 심지어 걸음걸이에서까지 그 사람의 성격을 어느 정도는 들여다볼 수 있다. 마음이 편안하면 표정이 편안해지고 반대로 마음이 급하면 걸음걸이나 행동 역시 급해진다. 몸과 마음은 연결돼 있으므로 긍정적인 생각은 좋은 에너지로 바뀌어 몸 전체에서 뿜어져 나온다.

밝은 모습과 좋은 에너지가 무조건 비례하는 것은 아니니 힘든 상황에서 억지로 웃으려 할 필요는 없다. 밝아 보이려 애쓰지 않아도 된다. 계속 좋은 사람이려 힘쓸 필요도 없다. 먼저 있는 그대로의 모습, 즉 진정한 내 모습을 사랑할 때 진정 좋은 에너지로 가득 채워진 사람이 되는 것이 아닐까?

진정한 아름다움이란

외적인 아름다움도 중요하지만, 그보다 더 중요한 건 내면의 아름다움이다. 나는 필라테스 스튜디오를 운영하는데, 강사 면접 때는 정말 많은 강사를 만나고 최대한 신중하게 구인한다.

"강사 구인 기준이 뭐예요?"

누군가 물어보면 망설임 없이 에너지가 좋은 사람이라고 말할 수 있다. 아주 날씬하고, 좋은 실력을 가진 사람이라도 에너지가 좋지 않은 사람은 실력이 빛나 보이지 않는다. 반대로 얼굴과 몸이 덜 예쁘더라도 좋은 에너지를 지닌 사람은 부족한 부분까지 빛나 보인다.

모두 마음속 깊은 곳에는 긍정의 에너지를 갖고 있다. 아직 끌어내지 못했을 뿐이다. 긍정의 에너지를 끌어내는 습관이 들면 주변 사람들, 들려오는 말들, 주변 공간까지 모두 좋은 에너지로 가득 찬다. 이 에너지는 다이어트에도 큰 영향을 미친다. 쉽게 지치거나 무너지지 않을 뿐만 아니라 설사 무너지더라도 다시 일어나 회복할 수 있게 도와준다. 스트레스 받지 않는 즐거운 다이어트를 위해서는 건강한 몸도 물론 중요하지만 생각이 건강해지도록 내면을 다스리는 일도 중요하다.

그동안 살 빼기, 예뻐지기 등 외적인 아름다움에만 관심이 쏠려 있었다면 이제 '에너지가 좋은 사람'이 돼보는 것은 어떨까? 좋은 에너지는 상대방에게도 영향을 미치지만, 다시 고스란히 내게로 돌아온다. 이렇게 좋은 에너지를 주고받다 보면 더 좋은 사람이 될 수 있는 엄청난 힘이 생긴다.

좋은 에너지를 찾겠다며 지금 바로 특별한 무언가를 시작하려들 필요 없다. 우리는 모두 이미 나만의 긍정 에너지를 갖고 있다. 내면에서 그 에너지를 찾아 행동, 말투, 눈빛에 매 순간 녹여보자. 그러다 보면 누가 봐도 좋은 에너지가 넘쳐 많은 사람에게 전파하는 사람이 돼 있을 것이다.

나는 "예쁘다"라는 말보다 "에너지가 좋다"는 말을 들을 때 더 기분이 좋다. 외적인 것에 대한 칭찬은 쉽게 할 수 있지만, 보이지 않는 것에 대한 칭찬은 정말로 그렇게 느끼지 않았다면 불가능하기 때문이다.

스스로에게 이렇게 칭찬해보자.

"넌 에너지가 좋은 사람이야. 너를 만나면 기분이 좋아. 너는 좋은 사람이고. 앞으로도 그럴 거야."

✦✧✦ ────────────────────────────

하고 싶은 걸 하기 위해
필요한 체력

얼마 전 우연히 국민 MC 유재석 씨가 나오는 기업 광고를 봤다. 유재석 씨가 운동복 차림으로 러닝하는 광고인데, 문구가 굉장히 기억에 남았다.

"나이가 한 살 한 살 들수록 체력적으로든 뭐든 준비해놓지 않으면 어제처럼, 작년처럼 내 일을 해낼 수 없다. 그렇게 되지 않으려면 어쩔 수 없지. 뭐든 시작해봐야지."

나는 광고 속에서 땀 흘리며 운동하는 유재석 씨의 모습이 굉장히 마음 깊이 와닿았다. 본 중에 가장 멋진 광고였다. 이 광고를 보고 다시 한번 노력 없는 성공은 없다는 생각도 했다.

나 역시 유튜브 촬영 때 쉬지 않고 말하며 버핏테스트, 사이드 점프 같은 격한 동작을 진행한다. 숨이 턱끝까지 차 중간에 포기하고 싶을 때도 많은데, 오랫동안 좋은 컨디션을 유지하기 위해 요즘 꾸준히 러닝과 근력 운동을 병행하고 있다.

하기 싫은 걸 하는 것이 자기관리다

앞서 이야기한 광고 문구처럼 무슨 일을 해내기 위해서는 체력적으로 준비가 돼 있어야 한다. 체력이 안 좋으면 쉽게 지치고, 지친 상태에서는 효율이 좋을 수 없다. 꾸준한 운동은 주어진 일을 능률적으로, 더 잘해낼 수 있게 도와준다. 건강한 몸과 마음은 행복의 필수 요소다. 그동안 단순히 예뻐 보이기 위해, 또는 살 빼기 위해서만 운동했다면 앞으로는 지금 하는 일을 더 잘하기 위해, 더 오래하기 위해서 운동해보자.

얼마 전에는 가수 박진영 씨가 자기관리에 관한 명언을 했다.

"하기 싫은 걸 하는 게 자기관리다."

그 자리 MC도 유재석 씨였는데, 이렇게 말을 이었다.

"하기 싫은 걸 꾸준히 한다고 잘된다는 보장은 없지만, 그래도 해야 한다."

맞는 말이다. 운동 유튜버지만 나도 운동보다 먹는 걸 더 좋아한다. 차보다 커피가 더 좋다. 하지만 커피보다 차를 더 자주 마시고 꾸준히 운동하는 까닭은 박진영 씨와 유재석 씨가 말한 자기관리에 동의하기 때문이다. 좋아하는 것과 해야 하는 것은 다르다. 자기관리는 더 나은 미래를 위해 '해야만 하는' 것이다.

원하는 것을 이루고 오랫동안 그 위치를 지키는 사람들은 대부분 꾸준히 운동을 한다. 현재 내가 운영하는 필라테스 스튜디오에는 많은 무용수가 레슨을 받으러 찾아온다. 그들은 연습량이 많은 날에도 필라테스 레슨을 찾는다. 오랫동안 좋아하는 춤을 추기 위해, 무대 위에서 더 잘 뛰고 돌려는 마음에서다. 다들 오랫동안 사랑하는 일을 잘하기 위해 건강한 식습관과 꾸준한 운동으로 계속해서 자기관리를 하는 것이다.

무엇이든 일단 시작하자

공부하는 학생, 일하는 직장인, 프리랜서 모두 이제 일을 잘하기 위해 자기관리를 할 때다. 어떤 식으로 관리해나가면 좋을까? 아무것도 시작하지 않으면 아무 일도 일어나지 않으니 일단 무엇이든 시작해보자. 무슨 일이든 실천이 가장 중요하다. 지금 생활에서 조금 더 나아질 방법과 지금 가장 필요한 것이 무엇인지를 고민해보자.

장시간 앉아서 일하는 학생이거나 직장인은 움직임이 너무 부족해 체력이 떨어진 탓에 자주 아플 수 있다. 체력을 회복하려면 당장 운동을 시작해야 한다. 자기관리를 위해 살 빼란 소리가 아니다. 자기관리를 하다 보면 자연스럽게 다이어트 효과로 예쁘고 멋진 몸을 갖게 될 것이란 이야기다. 자기관리는 살 빼야 한다는 강박관념에서 벗어나 건강하고 똑똑하게 다이어트를 할 수 있는 방법 중 하나다.

———————————————————————————— ✦✧✦

할 수 있는 최대치보다
하나만 더

"여러분은 지금 마음이 힘든 거지 몸이 힘든 게 아니에요!"

내가 비타민신지니 채널에서 자주 하는 말 중 하나다. 힘든 동작을 진행하다 보면 포기하고 싶은 순간이 찾아온다. 그럴 때 끝까지 해낼 수 있게 용기를 북돋아주기 위해 하는 말이다. 너무 힘들어서 포기하고 싶은 순간에 "할 수 있어요!"라는 말을 듣고 끝까지 해낸 경험이 다들 한 번쯤은 있지 않은가? 힘들다고 생각하는 순간 몸은 정말 힘들어지기 마련이다. 끝까지 해내지 못할 거라고 생각하면 정말 중간에 포기해버리게 된다.

"할 수 있다!"는 말이 주는 힘

나는 정신이 몸을 지배한다고 생각한다. 가끔 연장전까지 진행되는 운동 경기를 보면 해설위원이 "자, 지금부터는 정신력 싸움이에요"라고 말하곤 한다. 운동 경기에서는 실력만큼이나 정신력이 중요하게 여겨진다. 정신력이 있어야 5분 남은 체력을 15분까지 끌어올릴 수 있으니까. 정신력이 경기의 승리와도 연결되는 것이다.

2016년 리우올림픽 펜싱 에페 결승전 박상영 선수의 경기를 기억하는가? 연속 실점하고 13:9로 지고 있던 박상영 선수가 2라운드에서 잠시 쉬는 도중 카메라에 포착됐다. 박상영 선수는 그때 "할 수 있다"라는 말을 되뇌고 있었다. 모두 질 것이라 예상한 경기였지만 박상영 선수는 끝까지 포기하지 않고 집중한 끝에 4점이라는 점수 차를 조금씩 좁혀가며 마침내 승리했다. 극적인 역전 경기였기에 대한민국 국민 대다수가 이 순간을 기억하고 있으리라 생각한다. "할 수 있다"고 되뇌는 박상영 선수의 영상은 SNS와 각종 미디어에 일파만파 퍼졌고 많은 사람이 "할 수 있다"의 힘을 믿게 됐다.

박상영 선수는 올림픽 시즌에 자기 자신에게 좋은 말을 하는 훈련을 받았다고 한다. 올림픽 시작 훨씬 전부터 끝날 때까지 계속 기분 좋은 상상과 함께 "할 수 있다"는 말을 되뇌였다고도 한다. "할 수 있다"는 자기 암시 덕에 박상영 선수는 금메달까지 얻었다. 만약 지고 있던 순간 "난 못할 것 같아" 하고 자신 없어했다면 어땠을까? 생각처럼 몸도 자신 없게 반응할 테니 절대 이기지 못했을 것이다. 그렇지만 박상영 선수는 스스로에게 끝없이 긍정적인 말을 걸며 정신력을 키웠고, 그 덕에 마지막까지 최선을 다해 경기를 승리로 이끌었다.

우리가 운동선수는 아니지만, 운동할 때만큼은 마치 운동선수가 된 듯한 마음가짐이어야 한다. 홈트 동작을 따라 하다가 정말 힘든 지점에 도달할 때, 러닝 중 숨이 턱 끝까지 차올라 포기하고 싶을 때 "할 수 있다!"를 외쳐보자. 할 수 없다고 느낀 일을 멋지게 해낼 수 있으리라. 마음먹기에 따라 누구든 내면의 초인적인 힘을 발견할 수 있다.

가장 힘든 순간을 넘으면 빛이 보인다

우리 몸에 근육이 붙기 시작하는 순간은 정말 미치게 힘들다. 쉽게 하는 운동은 근육 생성에 그만큼 시간이 더욱 오래 걸린다. 팔 굽혀 펴기로 예를 들어 보겠다. 여덟 개 정도는 거뜬히 하지만 열 개 이후부터는 처음과 다르게 엄청 힘들다. 이때 억지로 몇 개를 더해 한계를 넘어야 한다. 그럼 근육에 상처가 생기는데, 이렇게 근섬유 사이를 찢어지게 한 후 영양이 있는 음식을 섭취해야 근육이 조금이라도 빨리 생성된다. 정신력으로 한계점을 조금씩 넘어가야 근육이 빠르게 자리 잡히는 것이다. 근육이 생기면 자연스럽게 체지방이 빠지면서 예쁘고 탄력 있는 몸이 만들어지지만, 정신력이 없다면 이 한계점까지 가지 못할 테니 계속 중간에 포기할 것이다. 근육은 매일매일 반복되는 작은 노력들로 만들어진다는 사실을 잊지 말자.

체력이 있어야 정신력도 따라온다고 말하는 사람도 있지만 나는 반대로 강인한 정신력이 바탕이 돼야 체력이 키워진다고 생각한다. 개인적으로 운동을 포기하는 것은 몸이 아니라 마음이 힘든 탓이라고 생각한다. 내가 무용을 배울 때도 그랬다. 고통을 참아내며 다리 찢기를 할 때도 정신력이 필요했다.

필라테스 레슨에서도 유독 적극적이고 끝까지 해내겠다는 의지로 임하는 회원들이 있다. 이런 사람들 중에는 각자의 분야에서 두각을 나타내는 사람이 많다. 다이어트든 공부든 세상 모든 일에 정신력이 약한 사람은 강한 사람보다 중간에 포기할 확률이 더 높다. 중요한 것은 마음이다. 다이어트에 실패하는 이유가 몸이 힘들어서만은 아니다. 마음이 약해서 실패하는 사람이 훨씬 많다.

제일 중요한 것은 마음가짐이다. 마음가짐을 달리하면 내 안의 숨어 있던 힘을 발견할 수 있다. 꼭 다이어트 때문이 아니더라도 발전하는 삶을 위해 포기하지 않고 끝까지 운동하는 습관을 길러보면 좋겠다. 운동에 있어 강인한 정신력을 발휘해 작지만 위대한 첫발을 내딛는다면, 좋은 방향으로 계속 발전하는 자기 자신과 마주할 수 있을 것이다.

MINDSET EXERCISE

탈 다이어트 마인드셋

꾸준히 운동하기 위해서는 먼저 마인드셋이 필요하다.
다음 내용을 따라 써보며 건강한 다이어터로서의 정체성을 확립해보자.

나는 움직이는 걸 좋아해. 나는 활동적인 사람이야.
나는 규칙적이고, 부지런해.

내 안에는 분명 좋은 에너지가 있다.

나는 할 수 있다고 믿는다.

Part 3

몸에도
디자인이 필요하다

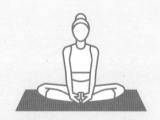

자기 몸 상태를 모르고, 어떤 몸으로 디자인되길 원하는지에 대한 고민 없이는 올바른 다이어트로 나아갈 수 없다. 내 몸을 제일 잘 아는 사람은 나여야 한다. 거기에 본인의 몸을 디자인하는 방법까지 터득한다면 평생 내가 원하는, 아름다운 몸으로 살아갈 수 있다.

—————————————————————————————— ✦✧✦

어떤 몸이 되고 싶은가요?

다이어트 하기로 마음먹었다면 어떻게 몸을 디자인할지 정해야 한다. 다들 좋아하는 몸의 스타일이 다르다. 누군가는 힙을 키우고 싶어 한다면, 다른 누군가는 볼륨감보다 다리가 더 길어 보이기를 원한다. 10년 차 필라테스 강사인 내가 레슨할 때 가장 중요하게 생각하는 것은 각각의 회원이 수업을 들어오는 이유와 목표다. 회원들은 모두 다른 목표로 필라테스 레슨을 받는다. 각자 추구하는 몸이 다른 것이다.

내가 원하는 몸을 상상하라

어떤 몸을 원하는지 구체적으로 생각하고 확실하게 계획을 세우면 원하는 몸을 빠르게 만들 수 있다. 몸은 도자기와 마찬가지다. 정성스럽게 가꿀수록 더 예뻐진다.

가장 먼저 내가 원하는 몸의 유형을 알아보자. 글래머러스해지고 싶은가? 선이 예뻤으면 좋겠는가? 아니면 키가 커 보이고 싶은가? 본인이 추구하는 것을 확실하게 파악해야 한다.

목표를 설정했다면 좀 더 섬세하게 부위별 디자인에 들어가자. 글래머러스한 몸이 목표라면, 그 목표에 맞게 현재 내 몸 상태를 분석해보자. 체지방이 특히 많이 분포된 곳이 어디인지, 볼륨이 부족해 근육을 더 채워야 할 부분이 어딘지 파악하는 것이다.

복부에 체지방이 많다면 전체적인 체지방 감량을 목표로 하되 복부에 더 많이 집중해 운동하자. 엉덩이 볼륨이 부족하다면 다른 부위의 근력 운동 후 힙의 부피를 키우는 운동 동작의 횟수를 높이자. 라인 위주로 몸을 다듬고 싶다면 목선을 살리기 위한 쇄골 주변 운동이나 옆구리 라인을 살리기 위한 복부 옆쪽 옆구리 근육 운동에 조금 더 초점을 맞출 수 있다. 어깨 주변이나 팔 근육을 더 키우고 싶은 사람들은 복싱, 클라이밍 등 팔의 근력을 조금 더 많이 사용하는 운동을 추천한다. 근력 운동 시에는 한 부위만 크기를 키우는 것이 가능하니 거기에 조금 더 집중해주는 것이다. 고민 부위 근력 운동의 횟수를 높여서 말이다.

균형 잡힌 몸 디자인을 위해

많은 사람이 근력 운동을 하면 근육이 생기고, 해당 부분이 커져서 두꺼워 보일 거라고 착각한다. 하지만 몸의 부피를 키우려는 몇몇 사람들은 무거운 운동기구로 근력 운동을 해도 근육의 부피가 쉽게 커지지 않아 프로틴 같은 단백질을 섭취하기도 한다. 이처럼 근육의 부피를 키우기란 굉장히 어렵다. 무게를 치지 않고 운동할 때는 더더욱 그렇다. 근력 운동으로 그 부위를 더 탄력 있게 만들어야 시각적으로 가늘어 보이는 효과를 얻을 수 있다. 예쁜 몸을 만들려면 근력 운동은 필수다.

다이어트 하기로 마음먹었다면 자신의 몸과 난이도에 맞춰 적당한 운동 루틴을 짜야 한다. 세세한 동작을 짜기가 힘들다면 큰 틀(아침 요가, 수영, 근력 운동 홈 트레이닝)만 짜고 세부 동작은 전문가나 유튜브 같은 온라인 강의의 도움을 받아도 좋다.

자기 몸 상태를 모르고, 어떤 몸으로 디자인되길 원하는지에 대한 고민 없이는 올바른 다이어트로 나아갈 수 없다. 내 몸을 제일 잘 아는 사람은 나여야 한다. 거기에 본인의 몸을 디자인하는 방법까지 터득한다면 평생 내가 원하는, 아름다운 몸으로 살아갈 수 있다.

✦✧✦ ──────────────────────────────

몸무게에 집착하지 마세요

"저는 눈바디는 정말 좋아졌는데 몸무게 변화가 없어서 너무
속상해요."

"저는 운동을 정말 열심히 했는데 이상하게 오히려 몸무게가
늘었어요."

많은 사람이 이렇게 말한다.

다이어트 강박증인 사람들의 습관 중 하나가 매일매일 체중계
에 올라 몸무게를 확인하는 것이다. 숫자가 내려가면 기분이 좋
아지고 높아지면 우울해한다. 체중계 숫자에 따라 하루가 좌지우
지되는 셈이다.

계속 말하지만, 다이어트는 평생 함께 가야 할 친구 같은 존재
다. 평생 시험 성적표를 받듯이 체중계 숫자에 연연하면서 살아
갈 것인가? 숫자에 연연하면 스트레스만 받는다. 체중계 숫자에
집착하는 습관부터 버려야 한다.

중요한 건 체지방량과 근육

운동을 열심히 하고 군것질도 줄였는데도 몸무게에 변화가 없거나 오히려 더 몸무게가 늘어난 경험이 다들 한 번쯤 있을 것이다. 열심히 잘하고 있는 것 같은데 도대체 왜 몸무게는 변화가 없을까? 그 이유는 바로 근육량과 체지방이다.

지방과 근육은 밀도의 차이가 있다. 똑같은 무게 기준으로 근육이 지방보다 좀 더 밀도가 높다. 지방의 크기가 근육보다 1.25배 정도 조금 더 크다는 말이다. 그렇기 때문에 근육보다 지방이 많으면 살이 더 쪄 보일 수 있다. 따라서 체지방이 줄어들고 근육량이 많아지면 운동을 열심히 했는데도 몸무게가 더 나가는 경우가 발생한다. 체지방과 근육량을 정확히 알지 못하고 체중계의 숫자에만 연연하는 것은 큰 의미가 없다.

몸무게가 50킬로그램이더라도 체지방량이 많고 근육량이 적으면 살이 많아 보일 것이고, 55킬로그램이더라도 근육량이 많고 체지방이 적게 나가면 탄탄하고 날씬해 보일 것이다. 몸무게가 50킬로그램인지 55킬로그램인지는 크게 중요하지 않다. 체지방량이 얼마나 적고 근육량이 얼마나 많이 유지되는지가 훨씬 중요하다. 무조건 체중이 덜 나가는 것이 아니라 근육량을 잘 유지하고 체지방량을 줄이는 것이 다이어트의 목표가 돼야 한다.

나 역시 몸무게가 줄어들었다고 해서 무조건 좋아하지 않는다. 몸무게가 줄어들어 좋아했는데, 정확하게 측정하니 체지방이 아니라 근육량이 줄어든 경험이 있기 때문이다. 체지방량과 근육량을 각각 정확하게 측정할 수 있다면 말이 달라지겠지만 그것이 아니라면 몸무게는 중요하지 않다.

체중계보다 '눈바디'

앞으로는 안 맞는 옷을 입어보며 내 몸을 확인해보자. 안 맞던 옷이 잘 들어간다는 것은 허리 둘레와 허벅지가 날씬해졌다는 뜻이다. 딱 맞는 옷을 입고, 옷의 맵시로 몸매를 체크할 수도 있다. 두툼한 허벅지 라인이 다듬어졌는지, 허리가 잘록하게 들어갔는지도 매일매일 눈으로 확인해보자. 이렇게 거울을 보며 내 몸의 변화를 체크하는 방법을 '눈바디'라고 한다.

체중계로는 내 몸을 숫자로만 평가하게 되지만, 눈바디는 다르다. 몸 어디가 틀어졌는지도 눈에 들어와 자세 교정 효과까지 얻을 수 있다. 시간 날 때마다 눈바디를 하다 보면 점점 더 내 몸이 눈에 잘 들어올 것이다. 반대로 체중계나 인바디는 한 달에 한 번이나 두 달에 한 번이 적당하다. 우리의 몸무게는 큰 폭으로 변화되지 않는다. 큰 폭으로 자주 변화하는 것은 건강하지 못한 몸이다.

식습관 관리도 잘했고 운동도 열심히 했는데 눈바디만 나아지고 몸무게가 줄지 않았다면 근육량은 늘고 체지방이 줄어든 것이다. 좋은 현상이니 몸무게가 늘어났다고 우울해하거나 속상해할 필요가 전혀 없다. 의미 없는 체중계는 옷장 깊숙이 넣어두고, 작아서 맞지 않는 옷이나 입고 싶은 예쁜 옷을 잘 보이는 곳에 걸어놓자.

다시 한번 말하지만, 다이어트에 숫자가 목표가 돼서는 안 된다. 우리가 살 빼기를 원하는 근본적인 이유와 목표는 체중을 줄이는 것이 아니다. 건강하고 행복하게 살기 위해 하는 것이다. 그러니 과정도 즐겁고 행복해야 한다. 우리 모두 충분히 그렇게 할 수 있다.

✦✧✦ ─────────────────────────────

체형과 성격에 따른
운동 추천

사람은 저마다 다른 몸을 갖고 있다. 태어날 때는 똑같이 척추가 살짝 S 자 커브 모양이지만 좋지 않은 자세로 인해 등이 굽기도 하고 과하게 펴지기도 한다. 누구는 골반이 앞으로 과하게 기울어졌는데 다른 누구는 뒤로 기울어진, 후방된 골반을 갖고 있기도 하다. 몸의 상태가 다 다르니 더 살찐 듯한 부위도 다르다. 따라서 콤플렉스를 느끼는 부위도, 운동에 있어 본인이 중요하게 생각하는 부분도 다를 것이다.

콤플렉스를 개선하는 운동

모든 운동이 몸에 도움이 되지만, 콤플렉스인 부분에 조금 더 집중하는 운동법을 찾으면 생활 습관 개선에 큰 도움이 될 것이다. 나는 상체보다 하체에 살이 찌는 편인데, 운동을 조금만 못해도 허벅지 근육이 퍼지는 게 느껴진다. 허벅지가 한창 고민일 때 내 성향과 맞으며 허벅지에 좀 더 집중할 수 있는 필라테스와 수영을 꾸준히 했다. 하다 보니 하체 근육이 탄탄하게 자리 잡는 것을 느낄 수 있었다.

"저는 뱃살이 가장 고민인데 그럼 복부 운동만 하고 엉덩이 운동은 안 해도 되는 건가요?"

이렇게 질문하는 사람이 있을 수도 있겠다. 세상에 특정 부위의 살만 빼주는 운동은 존재하지 않는다. 한 부위만 살이 빠지는 것을 '스팟 리덕션spot reduction'이라고 하는데 사실 완벽한 스팟 리덕션은 불가능하다. 며칠 동안 다리 운동만 시켰는데 뱃살의 체지방이 줄었다는 연구 결과도 있다. 체지방은 전체적으로 함께 빠지기 때문이다. 하지만 고민 부위에 좀 더 집중한 근력 운동은 분명히 체계적으로 몸의 라인을 예쁘게 만들어준다.

뱃살이 고민이라면 러닝 같은 유산소 운동으로 체지방을 감량해주면서 전체적으로 근력 운동을 병행하는 것이 좋다. 복부 탄력에 조금 더 집중해 복부 운동의 횟수를 늘려주는 것이 제일 좋은 방법이다. 근력 운동은 너무 무리되지 않는 선에서 최대한 많이 할수록 좋다.

나는 키가 작기 때문에 무리해서 근육의 부피를 키우면 더 짧아 보일까 봐 너무 무겁지 않은 저항만 사용하는 운동을 주로 하고 있다. 주로 중력에 대항해 할 수 있는, 즉 매트 위에서 할 수 있는 운동으로 잔근육을 키운달까.

유튜브 촬영 시에는 20분 가까이 쉬지 않고 동작을 이어가며 말하기 때문에 일정 폐활량의 유지가 필요하다. 그래서 요즘은 러닝 등 호흡과 연관되는 운동으로 심폐 능력도 키우는 중이다. '그냥 되는 대로'가 아니라 '꼭 이걸 해야 하는 이유'를 찾아 시도하면 꾸준히 운동할 확률도 높아진다.

내가 꾸준히 할 수 있는 운동

체형에 더해 성격까지 고려하면 더욱 똑똑하게 운동을 선택할 수 있다. 성격이란 개인마다 갖는 고유한 성질이나 품성을 가리킨다. 생김새와 몸의 상태가 모두 다른 것처럼 우리의 타고난 성격 역시 제각기 다 다르다. 성격은 기질뿐만 아니라 환경의 영향도 많이 받는데, 안타깝게도 외부 요소들로 인해 깊은 곳에 내재된 고유한 성질을 잊고 살거나 숨기고 사는 사람이 많은 것 같다. 나이가 들수록 더욱 말이다.

어쨌든 성격이 잘 맞고 비슷한 사람들과 더 잘 어울릴 수 있는 것처럼 운동 역시 성향과 잘 맞아야 더 오랫동안 즐겁게 운동할 수 있다. 이성 친구를 사귈 때처럼 운동 역시 잘 맞는 운동을 신중하게 찾아가야 한다.

그럼 성향에 맞는 운동이란 것은 어떤 것일까? 필라테스, 요가, 웨이트트레이닝, 클라이밍, 러닝, 축구, 타바타 운동, 줌바, 수영, 복싱 등 운동에도 여러 종류가 있다. 이 다양한 운동 중 나와 잘 맞는 운동은 무엇일까? 마음속 답답함을 표출하고 싶다면 복싱처럼 강한 운동, 도전적이고 모험적인 성격이라면 클라이밍, 차분해질 나만의 시간이 필요하다면 요가, 여러 사람과 함께 어울리고 싶다면 축구나 줌바 등을 추천할 수 있겠다.

나에게 딱 맞는 운동을 찾는 노하우

최대한 다양한 운동을 체험해보는 것도 추천한다. 요즘은 앱으로 신청하면 1회 수업이 가능한 곳도 많으니 웬만하면 미리 체험수업을 받아보기를 추천한다. 최소 1개월은 해야 나와 잘 맞는 운동인지 아닌지 알 수 있으니 어떤 운동이든 가능하다면 1개월 정도 꾸준히 하는 것을 추천한다.

요즘에는 꼭 운동 센터에 가지 않더라도 유튜브로 좋은 운동 영상을 많이 접할 수 있다. 유튜브라는 플랫폼 안에는 부위별 운동이나 테마별 운동 등 다양한 구성의 영상이 구비돼 있다. 초보자용, 숙련자용으로 콘텐츠가 나뉘어져 초보자도 쉽고 지루하지 않게 집에서 혼자 운동을 따라 할 수 있다. 콘텐츠가 많아지니 홈트족도 늘어났다.

유튜브에서도 본인에게 맞는 운동을 찾는 것이 중요하다. 지금 내 몸 상태를 확실히 파악하고 그에 맞춰 난이도 설정을 해야 한다. 예를 들어, 체력이 좋은 편인데도 불구하고 5분짜리 운동 영상만 매일 따라 한다고 가정하자. 운동량이 많이 필요한 몸이니 아마 '간에 기별도 안 온다'는 말처럼 자극이 크지 않아 금방 싫증 날 것이다. 반대로 운동 왕초보인데 30분이 넘어가는 근력 운동을 한다고 가정하자. 운동이 이렇게 힘든 거였나 싶게 지쳐 얼마 가지 못해 포기하게 될 것이다.

반면 본인의 몸 상태와 난이도를 고려해 딱 맞는 운동을 선택하면 운동 시간이 지루하고 고통스럽기는커녕 재미있어서 기다려질 것이다. 운동에 재미를 붙여 신체 기능이 좋아지면 내게 맞는 운동도 점점 늘어난다. 그러니 지금 당장 내게 딱 맞는 운동을 찾아보자.

━━━━━━━━━━━━━━━━━━━━━━━━━━━ ✦✧✦

미소 근육을 단련하는 연습

나는 아침에 일어나자마자, 씻기 전에 거울을 보고 활짝 웃는 습관이 있다. 웃으면 기분이 좋아지고 하루를 힘내서 시작할 수 있기 때문이다. 웃다 보면 뇌가 속아서 정말 행복한 것처럼 느끼게 된다고 한다.

"웃으세요, 스마일"은 내가 유튜브 비타민신지니 채널에서 가장 많이 하는 말 중 하나다. 힘든 동작이 나올 때마다 하는 말이다. 처음에는 내게도 동작이 고돼서 시작한 멘트였는데, 많은 사람에게서 이 멘트 덕에 웃음을 되찾고, 긍정적인 방향으로 운동할 수 있다는 피드백을 받았다.

"웃으며 운동을 알려주니 하기 싫다가도 홀린 듯이 하게 돼요."

"웃으라고 해서 따라 웃으니 힘든 동작이 안 힘들게 느껴져요."

힘든 순간에도 웃음의 효과가 엄청나다는 것을 느낄 수 있었다.

'행복해서 웃는 것이 아니라 웃으니 행복해진다'라는 말처럼 웃다 보면 힘든 일도 조금은 잊힌다. 웃음 치료사 같은 새로운 직종도 떠오르고 있지 않은가? 무리한 업무나 과한 다이어트 실패 등으로 힘들어하는 사람들에게 꼭 웃음 훈련을 받아보라고 하고 싶다.

웃음에도 훈련이 필요하다

내가 어릴 때 전공한 한국무용은 특성상 춤출 때 웃는 표정이 매우 중요했다. 무대 위에서 자연스러운 표정을 짓기 위해 학원에서도 볼펜을 물고 웃는 연습을 했다. 입으로 볼펜을 문 채 일정 시간 동안 "이" 소리를 내며 입꼬리를 올린 채 표정을 유지하는 연습이었다. 너무 오랫동안 볼펜을 물고 있으면 얼굴에 경련이 일어나 잠시 쉬고 다시 반복했다. 이 연습 덕에 무대 위에서 자연스러운 표정 연출이 가능했고, 그 후 어떤 활동에서든 자신 있게 웃을 수 있었다.

가장 좋은 성형은 웃음이라는 말이 있다. 입꼬리가 한없이 밑으로 처져 있으면 아무리 예쁜 얼굴도 예뻐 보이지 않기 때문일 것이다. 의료 기술의 힘을 빌려 얼굴을 끌어당기지 않아도, 계속 웃는 표정을 유지하면 볼살이 위로 끌어당겨져 저절로 리프팅 효과를 얻을 수 있다.

동안은 건강한 습관과 비례하는데, 웃는 얼굴은 동안의 가장 큰 준비물이다. 아침저녁 두 번씩 입꼬리를 귀 끝까지 끌어올려 짧게는 30초 길게는 1분 정도 유지해보자. 익숙해지면 밥 먹기 전까지 총 다섯 번으로 횟수를 점차 늘려가보자. 이런 연습으로 미소 근육을 단련시킬 수 있는데, 입 주위의 얼굴 근육들이 단련되면 자연스럽고 아름다운 미소가 만들어진다.

자연스러운 미소를 짓기 위해서는 얼굴 전체의 근육을 풀어주는 연습이 필요하다. 굳은 근육을 풀어주기 위해 스트레칭 하는 것과 똑같다. 나는 아침에 일어날 때 또는 자기 전에 "아, 에, 이, 오, 우"를 되뇌며 굳어 있는 얼굴 근육을 풀어준다. 한 가지 표정으로 긴장된 얼굴 근육을 풀어주며 부드럽게 마사지해주는 것이다. 얼굴 마사지가 끝난 다음에는 입꼬리를 한껏 끌어올려 미소를 지어본다.

입만 웃으면 자칫 부자연스러운 느낌을 줄 수 있으니 눈도 함께 웃는 연습을 하자. 행복한 일이나 재미있는 일을 떠올리며 눈도 함께 웃어보는 것이다. 자연스러운 미소를 위해서는 거울을 보며 웃는 것이 좋다. 나에게 맞는 예쁜 웃음을 찾을 수 있게끔 매일 아침 씻기 전 혹은 자기 전 거울로 웃는 모습을 확인해보자.

웃음 다이어트

웃는 훈련이 끝났다면 소리 내 웃어보자. 웃다 보면 엔도르핀이나 세로토닌 같은 호르몬이 분비돼 스트레스가 줄어든다고 한다. 스트레스가 줄어들면 폭식도 줄어들고, 불면증도 없어진다. 올바른 식습관과 수면 습관이 자리 잡을 수 있는 셈이다. 크게 소리 내 박장대소하면 온몸의 근육과 뼈가 자극돼 조깅이나 유산소 운동을 한 효과도 있단다. 박장대소하다 보면 "아, 배 아파"라는 말이 절로 나오는 까닭이다. 마치 복부 운동을 한 것 같은 느낌이랄까.

　다이어트에 지친 사람들에게 박장대소는 꼭 필요하지만, 웃을 일이 없는데 억지로 소리 내 웃기란 쉬운 일이 아니다. 나는 웃는 습관을 위해 작은 일에도 일부러 소리 내 웃는다. 그렇게 웃다 보면 별거 아닌 일도 재미있고 행복하게 느껴진다. 굴러가는 낙엽만 봐도 웃긴 나이가 따로 정해진 것은 아니다. 그러니 굴러가는 낙엽만 보고도 까르르 웃어보자. 재미있어서 웃는 것이 아니라 재미있는 일을 만들어서 웃는 것이다. 이렇게 소리 내 웃다 보면 안 좋은 일은 잊히고, 긍정적인 생각으로 머릿속이 가득 채워질 것이다.

　혼자 있을 때 신나는 음악을 틀고 웃는 연습을 하는 것도 추천한다. 여럿이 있을 때는 대화 사이사이 일부러라도 소리 내 웃어보자. 웃음은 전파되기 마련이니 상대방도 함께 웃게 될 것이다. 누군가와 함께 웃으면 혼자 웃을 때보다 행복 호르몬이 배로 분비된다고 한다. 웃는 습관은 행복하고 긍정적인 다이어트를 위해서 꼭 필요하다. 다시 한번 말하지만, 행복해서 웃는 것이 아니라 웃으니까 행복한 것이다. 마음속 깊이 행복을 숨기지 말고 매일매일 꺼내보자.

━━━━━━━━━━━━━━━━━━━━━━━━━━━━━━ ✦✧✦

숨만 제대로 쉬어도
몸이 좋아진다

"호흡하세요, 숨 쉬세요."

내가 필라테스 레슨 시간에 가장 많이 하는 말 중 하나다. 필라테스를 배워본 사람들은 강사가 호흡을 얼마나 강조하는지 공감할 것이다. 제대로 된 필라테스 운동을 하기 위해서는 호흡 연습이 정말 중요하다.

사실 숨 쉬기는 필라테스와 요가뿐만 아니라 수영, 러닝을 포함해 모든 운동에서 정말 중요하다. 어쩌면 가장 중요하다고 할수도 있다.

운동할 때 호흡을 제대로 해야 하는 이유는 크게 두 가지다. 첫째, 제대로 숨을 쉬어야 속근육까지 다 사용할 수 있다. 둘째, 근육의 과긴장을 막을 수 있다. 숨 쉬지 않고 운동하기란 사실상 불가능하다. 호흡에 집중하지 않고 동작만 따라 하기 바쁘다면 겉핥기 운동 중이라고 볼 수 있다.

숨 쉬기의 어려움

숨 쉬는 연습은 제대로 된 동작만큼이나 중요하다. 많은 사람이 운동 중 제대로 숨 쉬는 것을 어려워한다. 동작 시 자꾸 숨을 참는데, 숨만 제대로 쉬어도 신체와 정신 건강에 큰 도움이 된다. 호흡은 운동뿐 아니라 삶의 질과도 연관된다. 바쁘게 살아가는 현대인들은 때때로 크게 한번 심호흡하고 뒤돌아볼 필요가 있다.

만약 밀린 업무와 과제로 너무 바빠 시간이 없고 운동이 사치처럼 느껴진다면 명상을 추천한다. 명상은 시간과 장소에 구애받지 않고 어디서든 가능하다. 눈감고 마음을 다스릴 수 있다면 그 자체로 명상이다. 꼭 명상원에서만 해야 하는 것이 아니다.

나는 4년 전 치앙마이 여행에서 제대로 된 명상을 처음 접했다. 치앙마이에서 조금 떨어진 빠이PAI라는 도시의 한 야외 요가원에서 우연히 명상 수업을 들은 것이다. 강사의 멘트도 없고, 눈을 감고 마음의 소리에 귀를 기울이고 집중하는 수업이었다. 음악도 따로 없었다. 주변에서는 새가 지저귀는 소리와 바람 소리만 들렸다. 그 와중에 오로지 마음의 소리에만 집중했다. 가부좌 상태로 20분 정도 흘렀을까? 움직이지 않고 정자세로 20분을 가만히 있기가 생각보다 어렵다는 점과 함께, 명상이 생각을 자유롭게 할 뿐만 아니라 긍정적일 수 있게끔 도와준다는 사실을 깨달았다.

두 번째 명상은 뉴욕의 명상 센터에 방문했을 때 했다. 인스케이프 인 뉴욕 Inscape In NY이라는 곳이었는데 나중에 알고 보니 유명한 명상 센터였다. 치앙마이의 명상 센터와는 다른 느낌이었다.

이 센터에서는 전문 명상 수업, 요가 등 다양한 프로그램이 진행 중이었다. 그중에서 내가 들은 수업은 녹음된 멘트를 따라가며 명상하는 수업이었다. 큰 돔처럼 만들어진 어두운 명상실에 들어가 작은 쿠션 하나를 들고 명상 의자에 앉았다. 스피커 안에서 여자의 목소리가 흘러나오면 멘트에 따라 명상을 시작했다. 가족, 고향, 사랑 등의 단어를 들으며 자유롭게 생각을 떠올렸다.

명상 수업이 끝나면 원하는 사람들만 그 자리에서 개인 명상을 더 하다 나왔다. 이 센터에서는 이런 식으로 많은 수업이 열렸는데 점심시간에 잠시 회사에서 나와 명상 수업을 듣는 사람이 많다고 했다. 뉴욕에서는 많은 사람이 이미 명상을 접하고 있으며 다들 스스로를 잘 통제하는구나 싶었다. 뉴욕 사람들도 우리나라 사람들만큼이나 바쁘고, 빠르게 움직이다 보니 그만큼 많은 사람이 명상으로 컨디션을 관리하는 듯했다.

가장 정적인 운동

명상에는 여러 방법이 있다. 강사의 리드에 따라 내 생각과 마음을 정리하는 방법이 있고, 아무 소리가 들리지 않게끔 외부의 모든 것을 차단한 상태에서 마음을 비우는 명상이 있다.

초보자라면 첫 명상 시 거부감이 들 수도 있다. 초보자들은 가부좌 상태에서 가만히 눈감고 있기부터 쉽지 않다. 전문가들은 한두 시간 정도의 명상도 거뜬히 하곤 하지만 초보자가 긴 시간 명상하기란 거의 불가능하다. 명상에는 딱 정해진 시간이 있지 않으니 처음에는 5분으로 짧게 시작해 차차 시간을 늘려가는 것을 추천한다. 앉아서 하기가 너무 힘들다면 누워서 해도 괜찮다.

나는 아침에 일어나자마자 짧게 명상 시간을 갖곤 한다. 아침에 진행하는 명상은 하루를 더욱 긍정적으로 시작하게 도와준다. 요가를 할 때도 호흡 소리에 귀 기울이며 흐름을 따라가면 명상과 같은 효과가 얻을 수 있다. 몸과 마음은 연결돼 있다. 몸을 만들기 위해서는 운동하는 것처럼 마음을 다스리는 훈련도 필요하다. 운동으로 근육을 만들듯 명상을 반복하며 마음의 근육도 길러보자.

요즘은 명상 앱도 많이 생겼고, 유튜브로도 무료 명상 영상을 쉽게 접할 수 있다. 명상으로 진정한 나 자신을 찾고 한 템포 천천히 숨을 고르는 시간을 가져보자. 천천히 숨소리에 집중만 잘해도 스트레스가 사라지고 운동 능력 또한 향상된다. 너무 바쁘고 급하게 지내는 것 같다면, 그동안 나 자신에게 무관심했다고 느낀다면 하루에 5분이라도 투자해 눈감고 명상을 시도해보자. 몸뿐만 아니라 마음의 근육까지도 탄탄하게 만들 수 있을 것이다.

◆◇◆

탄탄한 몸을 가진 사람들의
성공 습관

예전에 미스코리아 출신 배우 김사랑 씨가 TV 예능프로그램에 나와 이렇게 말했다.

"저는 몸에 나쁜 건 전혀 안 해요."

김사랑 씨는 폼롤러 마사지, 요가, 필라테스 등의 운동을 꾸준히 하며 간식은 양상추 같은 채소로만 먹는다. 빵, 과자, 초콜릿, 아이스크림 등의 가공식품과 술은 아예 입에 대지도 않는다고 말했다. 몸에 나쁜 행동을 피하고 자기를 관리하는 모습이 멋지게 느껴졌다.

김사랑 씨처럼 오랫동안 탄탄한 몸을 유지하는 사람들은 자기관리를 잘한다는 공통점을 갖고 있다. 자기관리를 잘하기 때문에 자연스럽게 자존감도 높다. 몸과 마음이 함께 건강하니, 행복할 가능성도 크다. 다이어트를 성공한 사람들은 과연 어떤 습관을 갖고 있을까?

성공적인 다이어터의 비밀

성공한 다이어터들은 김사랑 씨처럼 다들 웬만하면 몸에 나쁜 일을 하지 않으려 노력한다. 과식, 야식, 군것질, 술 등은 가급적 멀리하는 편이다. 굳이 내 몸에 나쁜 걸 할 필요가 있을까? 그들은 절제할 줄 알기 때문에 필요 이상으로 먹었다 싶으면 음식을 내려놓을 줄도 안다. 그리고 최대한 몸에 좋은 걸 찾는다. 운동, 건강식품, 규칙적인 잠, 올바른 식습관 등. 작은 것 하나에도 꼼꼼하게 신경 쓴다. 무조건 '살을 빼야지'라고 생각하는 것이 아니라 '어제보다 더 나은 내가 돼야지'라고 생각한다.

운동도 여러 가지를 병행하는 편이다. 러닝과 필라테스라든지 혹은 수영과 헬스라든지. 운동마다 특색과 장점이 다르기 때문에 여러 운동을 즐기며, 그 안에서 활력을 찾고 효과를 극대화시킨다. 초보자라면 하나의 운동부터 차차 늘려가는 것이 좋지만, 꾸준히 해온 숙련자라면 여러 운동을 병행하며 지루하지 않게 운동하는 걸 추천한다.

음식만 줄여서 살을 빼면 유지하기가 쉽지 않아 금세 예전의 체중으로 돌아갈 수 있다. 다이어트에 성공한 사람들은 대부분 그 사실을 잘 알고 있으므로 대개 부지런히 움직인다. 운동량이 많으니 자연스럽게 살도 잘 찌지 않는다. 그들은 자신만의 운동 플랜이나 식사량을 정해놓고 계획적으로 실천하려 노력한다. 많이 먹은 날에는 더 많이 운동하거나 다음 날 먹는 양을 줄인다. 이 밖에도 여러모로 자기 상태를 잘 살핀다.

우리는 모두 다르다

늘 예외는 있다. 게으르고 매일 과식하며 군것질과 야식을 먹는
데도 살이 안 찌는 사람도 있다. 이유는 여럿일 것이다. 선천적으
로 갖고 태어나는 것도 무시할 수 없는데, 근육의 질이나 위의 크
기가 평균적인 다른 사람보다 더 좋고 클 가능성이 높다. 다이어
트 실패 이유 중 하나는 그렇게 예외인 사람들에 나를 빗대어 생
각하기 때문이다. 'OO는 매일 야식을 먹어도 살이 안 쪄', 'OO는
운동을 하나도 안 하는데 몸매가 좋아'라고 생각하며 똑같이 행
동하는 것이다. 다이어트를 성공적으로 잘하는 사람들은 다른 사
람에게 나를 대입하지 않는다. 다른 사람이 무슨 음식을 먹거나
어떤 운동을 한다고 해서 그 방법을 똑같이 따라 하는 것이 무조
건 좋은 방법은 아니다.

우리는 생김새가 다 다르듯 모두 몸이 다르고 성향, 체질이 다
르다. 뼈대, 근육량, 근질, 머리카락 굵기, 심폐 능력 등 아주 사소
한 것까지 다르게 구성돼 있다. 그렇기 때문에 맞는 음식이나 필
요한 운동 또한 다 다르다. 똑같이 먹었는데도 내가 더 살찌는 것
처럼 느껴지는 이유다.

유행에 따라가는 다이어트는 진정한 나를 위한 다이어트가 아
니다. 현재 내 패턴에 맞고, 성향에 맞는 운동이 무엇인지 찾아보
고 건강 상태를 파악해 필요한 영양소 또는 피해야 할 음식을 정
확히 파악하자. 이 같은 과정은 건강한 몸의 가이드라인이 돼 오
랫동안 그 운동을 즐기며 꾸준히 할 수 있게 도와줄 것이다.

노력 없는 성공은 없다

쉽게 얻은 것보다 노력 끝에 얻은 결과물이 더 뜻깊은 것은 당연하다. 예쁜 몸매, 탄력 있는 근육 또는 몇 년째 변화 없이 일정 몸무게를 유지하는 사람들은 어떤 방식으로든 다들 노력하고 있다. 세상에 노력 없는 성공은 없다. 혹시라도 노력 없이 얻어낸 결과가 있다고 한들 금방 물거품처럼 사라지기 마련이다. 쉽게 얻은 것은 그만큼 빨리 사라진다. 몸도 마찬가지다. 쉽게 만들어낸 것은 당연하게 느껴져 소중함을 잊게 된다.

예쁜 몸매 건강한 몸을 얻기 위해 가장 중요한 습관 중 하나는 '노력하는 것'이다. 먹는 음식, 운동, 숙면 등 모든 것에 노력과 정성을 기울여보자. 날씬한 사람들을 마냥 부러워하는 것이 아니라 자연스럽게 내 생활을 노력하는 습관으로 물들여보자. 스트레스를 받지 않고 성공적으로 예쁜 몸매를 만들고 유지하기 위해서는 습관을 바꾸는 것이 1순위다.

계속된 다이어트 실패로 인해 지쳐 있거나 자신감이 떨어진 상태라면 여태까지의 내 습관 중 무언가가 잘못됐음을 인정하고 빠르게 개선해보자. 작은 것부터 하나씩 실천하고 노력이 쌓이면 원하는 결과를 선물 받을 수 있다. 지금 성공한 다이어터이자 유지어터로 살아가는 사람들에게도 많은 시행착오가 있었을 것이다. 즉각 변화하지 않는다고 좌절할 필요 없다. 성공한 다이어터가 된 날을 상상하며 힘차게 달려보자!

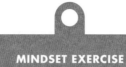

내 몸 들여다보기

사람들은 제각기 다른 몸을 가지고 있고, 그에 따라 필요한 운동도 다르다.
다음 내용을 따라 써보며 나에게 어떤 운동이 필요한지 생각해보자.

내 몸을 제일 잘 아는 사람은 나여야 한다.

우리는 모두 몸이 다르고 성향, 체질이 다르다.

무조건 '살을 빼야지'라고 생각하는 것이 아니라
'어제보다 더 나은 내가 돼야지'라고 생각한다.

Part 4

평생 식단을 관리하기란
불가능하다

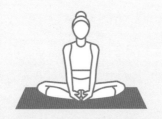

식단만으로도 체중을 감량할 수 있기는 하지만, 평생 똑같이 먹을 자신이 없다면 식단에만 의존해서는 안 된다. 식습관 개선이나 운동 없이 식단만으로 살을 빼려 한다면 먹는 양 줄이기에만 급급해질 것이다. 평소보다 조금이라도 더 먹으면 갑자기 살이 확 찔 수도 있다. 다이어트는 최대한 길게 봐야 한다. 요요 없이 건강한 다이어트를 위해서는 식단보다 식습관을 개선할 필요가 있다.

✦◇✦

잘 먹어야 살을 뺀다?

식단과 식습관이 차이점을 정확히 알고 있는가? 식단은 일정 기간 먹을 음식의 종류와 순서를 짜놓은 계획표이고 식습관은 편식, 짜게 먹는 습관, 식품 기호도, 식사의 규칙성, 과식 여부, 식사 속도, 식사할 때의 자세 등의 어려서부터 음식을 먹어온 버릇을 말한다.

그간의 경험에 비춰보면 다이어트에는 식단보다는 식습관이 중요하다. 식단만으로도 체중을 감량할 수 있기는 하지만, 평생 똑같이 먹을 자신이 없다면 식단에만 의존해서는 안 된다. 식습관 개선이나 운동 없이 식단만으로 살을 빼려 한다면 먹는 양 줄이기에만 급급해질 것이다. 평소보다 조금이라도 더 먹으면 갑자기 살이 확 찔 수도 있다. 다이어트는 최대한 길게 봐야 한다. 요요 없이 건강한 다이어트를 위해서는 식단보다 식습관을 개선할 필요가 있다.

다이어트 방법이 다양해지면서 언제부턴가 1일 1식 하는 사람도 많아졌다. 1일 1식은 간헐적 단식이라고도 불리는데, 식사량과 함께 총 섭취 칼로리도 적어지니 운동을 따로 하지 않아도 체중 감량이 가능하다. 내장지방 감소에도 효과가 있다고 한다. 그렇지만 영양을 충분히 섭취하지 못하기 때문에 영양 불균형이 생기고 면역력이 떨어진다.

앞에도 말했듯, 평생 하루 한 끼만 먹을 자신이 없다면 1일 1식처럼 극단적인 다이어트는 아예 시작하지 않는 편이 좋다. 1일 1식이 유지되지 않고 식사량이 늘어나면 식욕 호르몬의 분비로 인해 폭식이나 요요가 발생할 수도 있으니 말이다. 운동하기 귀찮아서, 살을 조금 더 쉽게 빼고 싶어서 1일 1식 중이라면 건강한 식습관이 아니라고 말리고 싶다.

'어떻게 하면 살을 더 많이, 쉽게 뺄 수 있을까?' 말고 건강하게 습관을 바꿀 방법을 고민하자. 조금씩 자주 먹는 것도 좋은 식습관이다. 급하게 먹으면 포만감을 느끼기도 전에 많은 양을 섭취해 과식의 확률을 높이니까 말이다. 과식하면 위에 무리가 가고, 소화 기능 장애가 생긴다. 조금씩이나마 나쁜 습관을 버리고 좋은 습관을 들이려 노력하면 자연스럽게 살도 빠지고, 심지어 잘 찌지 않게 체질이 변한다. 건강을 위해 습관을 바꾸니 몸까지 예뻐지는, 긍정적인 다이어트를 할 수 있는 셈이다. 나 역시 처음 식습관을 바꿀 때 다이어트를 위해서라고 생각하지 않았다. 그저 건강해지기 위해 습관을 바꾼다고 생각했다.

식습관 개선의 효과

필라테스 강사는 스케줄이 일정치 않은 직업 특성상 식사를 제때 챙겨먹기가 쉽지 않다. 저녁 6시부터 밤 11시가 레슨을 가장 많이 하는 시간인데, 일을 모두 마치고 나서 저녁을 먹으면 너무 늦은 시간이다. 좋지 않은 패턴이 반복되자 면역력이 떨어졌다. 강사 생활 초반에는 매일매일 감기를 달고 살 만큼 자주 아팠다. 그때부터 '잘' 먹는 것의 중요성을 알았다. 여기서 잘 먹는다는 것은 단순히 많이 먹는다는 이야기가 아니다. 균형 잡힌 식습관을 말하는 것이다.

규칙적이고 균형 잡힌 식습관이 정말 중요하다는 것을 깨닫고, 제때 건강한 음식을 먹기 위해 노력했다. 나는 역류성 식도염 때문에도 식습관 개선에 많은 노력을 기울일 수밖에 없었다. 역류성 식도염을 치료하려면 주의해야 할 사항이 꽤 많은데, 주의사항을 지켜나가려 노력하다 보니 자연스럽게 식습관이 개선됐다. 예를 들어, 음식이 역류되지 않도록 밥 먹고 최소 두세 시간 후에 잠들었다. 먹고 바로 누우면 위에 좋지 않기에 소화시키기 위해 최대한 많이 움직였다. 재발 방지를 위해 야식은 물론 커피, 탄산음료, 술처럼 위에 안 좋은 음식 또한 최대한 안 먹었다. 별명이 '빵순이'일 정도로 빵을 좋아하고 과자와 초콜릿 같은 단 음식도 좋아했지만, 건강을 생각해서 어쩌다 한 번 먹는 정도로 섭취 빈도를 줄여나갔다. 그렇게 1년 정도 습관을 바꿔나가니 역류성 식도염도 좋아지고 자연스럽게 다이어트 효과 또한 볼 수 있었다.

올바른 식습관을 위한 일곱 가지 원칙

식습관은 한 번에 개선되지 않는다. 꾸준히 바꿔나가야 한다. 정해진 식단을 지키는 것만 다이어트가 아니다. 올바른 식습관을 들이면 얼마든지 건강하고 행복한 다이어트를 할 수 있다. 올바른 식습관에 관해 다음 일곱 가지만 기억하자.

첫째, 편식하지 말자.

둘째, 짜게 먹지 말자.

셋째, 최대한 천천히 먹자.

넷째, 과식은 하지 말자.

다섯째, 제때 먹자.

여섯째, 먹고 나서 바로 눕거나 엎드리지 말자.

일곱째, 운동하자.

이것만 지켜도 먹고 싶은 음식을 어느 정도 먹으면서 다이어트 할 수 있다. 습관은 행동이다. 행동이 바뀌면 정체성도 바뀐다. 좋은 식습관으로 다이어터로서의 정체성을 확고히 한다면 내 모습은 분명 지금보다 훨씬 멋지고 아름다워질 것이다.

✦✧✦

건강한 식습관을 위한
마인드풀 이팅

올바른 식습관을 갖는 방법 중 하나로 '마인드풀 이팅'을 소개한다. '마인드풀 mindful = 무언가를 마음에 풍부하게 두는 것'과 '이팅 eating = 먹다'의 합성어로, 음식을 천천히 음미하고 의식하며 식사하는 방법을 말한다. 지금 먹는 음식에 몸과 마음을 집중하는 식사법이다. 음식을 오랫동안 꼭꼭 씹어 먹는 것도 마인드풀 이팅인데, 씹을수록 음식의 맛과 향, 식감, 형태 등에 집중돼 포만감을 최대로 느낄 수 있다.

많은 사람이 TV나 스마트폰을 보면서 음식이 코로 들어가는지 입으로 들어가는지 모를 정도로 빠르게 먹는다. 누구나 한 번쯤 배부르다는 인지 없이 계속 먹어댄 경험이 있을 것이다. 배부르기까지는 보통 20분이라는 시간이 소요된다. 무의식적으로 빠르게 음식을 먹으면 과식하게 되는 까닭이다. 이렇게 먹으면 맛도 충분히 느끼지 못하고, 포만감도 느끼기 어렵다.

마인드풀 이팅 여섯 가지 실천 방법

요즘 사람들은 정해진 시간 안에 밥을 먹어야 하기에 대부분 습관적으로 빨리 먹는다. 만약 현실적으로 마인드풀 이팅이 어렵다면 많은 양을 빠르게 먹기보다 적은 양이라도 맛을 음미하며 맛있게 천천히 먹기를 추천한다. 짧은 시간에 무리 없이 먹을 수 있는 식단 선택도 좋은 방법이다. 마인드풀 이팅을 실천할 상세한 방법을 공유한다.

① 적당히 배고플 때 먹기 시작한다.

굶다가 또는 너무 배고플 때 갑자기 먹으면 과식할 수 있다. 배가 적당히 고프다고 느껴질 때 먹는 습관을 기르자. 적당량에도 충분한 포만감을 느낄 수 있다.

② 작은 그릇으로 바꾸자.

같은 양을 먹더라도 작은 그릇에 꽉 채워 먹는 것과 큰 그릇에 텅 빈 느낌으로 먹는 것은 포만감이 다르다. 작은 그릇에 더해 작은 숟가락으로 먹는 습관을 기르면 자연스럽게 음식도 천천히 먹게 된다.

③ 완벽히 씹어 넘겨라.

적은 양을 먹더라도 꼭꼭 씹어 먹자. 꼭꼭 씹다 보면 느끼지 못한 음식의 맛에 더 집중할 수 있고 맛이 더 진해지는 것이 느껴질 것이다. 급하게 먹는 습관은 소화 기능 장애를 유발할 수도 있다. 천천히 먹는 습관은 소화 기능을 건강하게 해줄 분만 아니라 뇌 활동에도 영향을 미쳐 뇌 건강에도 효과적이다.

④ 음식에 감사하라.

매일 내게 주어진 음식에 감사하자. 음식에도 좋은 기운이 깃들 수 있게 늘 감사하는 마음으로 먹자. 더 맛있어질 것이다.

⑤ 모든 감각을 식사에 집중한다.

먹는 것에 집중하지 않고 그냥 기계처럼 숟가락만 입에 넣고 있다면? 포만감을 느끼지 못하고 과식할 가능성이 크다. 먹는 것에만 집중하면 얼마만큼 먹을지 제어가 가능하다. 음식의 특색에 집중하며 맛을 음미해보자. 집중해 먹는 것이 힘든 초보자라면 눈을 감고 모든 감각을 식사에 집중해 천천히 꼭꼭 씹자. 맛있게 먹는 방법을 터득하면 다이어트에 큰 도움을 받을 수 있다.

⑥ 모래시계를 사용하자.

습관 기르기가 어렵다면 최대한 여러 방법을 동원하며 노력해야 한다. 천천히 먹기가 어렵다면 모래시계를 활용해보자. 모래시계가 한 번 끝날 때까지 음식을 천천히 씹어보는 것이다. 한입이 끝나면 모래시계를 돌리기를 반복한다. 분명 천천히 먹는 습관을 길러주는데 큰 도움이 될 것이다. 스톱워치는 숫자의 압박으로 인해 오히려 마음이 급해질 수도 있으니 안 쓰는 게 좋다.

얼마 전 몸이 좋지 않은 고모에게 마인드풀 이팅을 소개했다. 고모는 현재 좁아진 식도를 늘려놓기 위해 스탠트를 삽입한 상태다. 급하게 먹으면 위와 식도의 연결 부위에 음식물이 걸려 한참 고생해야 한다. 일반인들보다 더 천천히 식사해야만 하는 고모에게 마인드풀 이팅이 꼭 필요하겠다는 생각이 들었다. 현재 고모는 모래시계와 마인드풀 이팅을 함께 실천 중인데, 예전보다 천천히 먹기가 훨씬 편하다고 말한다.

마인드풀 이팅을 제대로 이해했다면 음식에 집중해 천천히 먹는 것이 건강에 얼마나 중요한지 이제 알 것이다. 천천히 먹으면 몸이 건강해질 뿐만 아니라 마음도 행복해진다. 천천히 먹는 식습관은 아주 사소한 것처럼 느껴지지만, 사실 우리 삶은 이런 사소한 노력이 매일매일 쌓여 바뀌는 것이니 꼭 천천히 먹는 식습관을 들이길 바란다.

✦✧✦

군것질과 야식의
유혹을 이기는 법

천천히 먹는 습관을 길렀다면, 이제 군것질과 야식을 줄여야 한다. 아무리 천천히 먹고, 식사량을 줄이더라도 군것질과 야식을 많이 하면 모두 도루묵이 돼버린다. 열심히 운동하고 식단도 하는데 살이 잘 안 빠진다면 군것질 습관을 체크할 필요가 있다. 운동하는 것에 비해 살이 잘 안 빠진다고 말하는 사람들은 보통 야식과 군것질을 끊지 못했다는 공통점이 있다. 겉으로 보기에는 날씬한데 배만 나온 사람들도 마찬가지다. 이런 사람 중에는 라면, 초콜릿, 아이스크림 같은 각종 가공식품 또는 맥주 같은 술을 매일같이 먹는 사람들이 꽤 있다.

좋지 않은 식습관과 기름진 음식들은 지방이 쌓여 내장에 축적된다. 온갖 장기 사이에 노랗게 지방이 끼는 것이다. 이렇게 쌓인 내장지방은 당뇨나 성인병 등 각종 질병을 유발한다. 건강을 위해서라도 과한 군것질과 야식은 줄여나가야만 한다. 그렇다면 어떻게 해야 군것질과 야식의 유혹을 이겨낼 수 있을까? 군것질도 습관이다. 바꿔가는 과정이 조금 힘들 뿐이지 일단 바꾸고 나면 가끔 군것질하더라도 아무 무리 없이 건강을 유지할 수 있다.

군것질 습관 바로잡기

나는 원래 단 음식을 굉장히 좋아했다. 한번 군것질을 시작하면 끝을 볼 때까지 멈추지 못했다. 생크림이 가득한 빵, 밤늦게 먹는 피자, 초콜릿으로 감싸진 퐁듀 등. 말만 들어도 달콤하지 않은가? 그렇지만 크게 아프고 나서 생각을 아예 바꿔버리니 군것질 줄이기가 그렇게 어렵지 않았다.

극단적으로 욕구를 참을 것이 아니라, 왜 군것질을 줄여야 하는지 스스로에게 이해시켜야 한다. 나는 이왕이면 해로운 것보다 이로운 음식을 섭취하고 싶었기에 군것질 전에 꼭 '순간의 달콤함에 속지 말자'고 되뇌었다.

나만의 또 다른 군것질 규칙은 밥 먹은 후에만 군것질하는 것이다. 밥 대신 과자나 빵을 먹으면 금방 배가 꺼진다. 다른 군것질을 할 가능성이 커지는 셈이다. 군것질 후에 헛배 부른 느낌에 밥을 또 먹을 수도 있다. 이러한 이유로 나는 꼭 정해진 시간에, 식사하고 나서만 군것질을 한다. 그러면 이미 배부른 상태라 군것질거리도 많이 먹을 수 없다. 식사 시간에 영양소 가득한 일반식을 하는 것도 군것질을 획기적으로 줄이는 방법이다.

과자가 당길 때는 꿀에 그래놀라를 섞어 먹었다. 아이스크림이 먹고 싶으면 그릭요거트에 과일을 섞어 먹기도 했다. 과일에서 단맛을 느끼기 시작하면 이보다 맛있는 군것질거리도 없다. 달콤함은 석류 젤리나 콜라겐, 유산균, 견과류 같은 건강식품으로 대체했다.

요즘에는 맛있는 건강식품이 많다. 군것질하고 싶을 때마다 각종 건강식품을 조금씩 나눠 먹는 것도 추천한다. 밤늦게 작업을 하다 보면 입이 심심할 때가 많은데, 그럴 때는 주로 차를 마신다. 눈앞에 과자나 초콜릿 같은 것은 최대한 두지 말자. 눈에 보이면 먹고 싶고, 자연스럽게 손이 간다.

무조건 참을 필요는 없다

땀 흘리며 운동하고 난 뒤, 혹은 모니터 앞에 앉아 영화를 볼 때 맥주 생각이 절실한 적이 많을 것이다. 안타깝지만, 술은 한 달에 한두 번 정도로 마시는 횟수를 정해놓는 것이 좋다. 이때 과한 음주는 피하고, 즐길 수 있는 만큼 적당히만 마셔야 한다. 안주는 최대한 피하고, 꼭 먹어야 하는 상황이라면 두부김치, 건어물 등 칼로리가 조금 낮은 안주를 추천한다. 군것질도 마찬가지다. 생리주기 때문에 단 게 무척 먹고 싶은 날에는 소량의 초콜릿 혹은 아이스크림 한 개 정도 나에게 주는 선물을 허용해도 괜찮다.

원래 무조건 '먹지 말아야지' 하고 생각하면 더 먹고 싶어지는 게 사람 심리다. 일정량을 정해놓고 약간 군것질하는 것은 크게 문제되지 않는다. 문제는 눈에 보이는 대로, 무작정, 생각 없이 과식하는 습관이다. 다시 한번 말하지만 군것질도 너무 과하지 않으면 괜찮다. 지나치게 참다가 폭식하지 않도록 융통성 있게 조절해야 한다. 일정량을 정해 조절하면 먹는 행복과 다이어트 두 마리의 토끼를 잡을 수 있다.

━━━━━━━━━━━━━━━━━━━━━━━━━━━━ ✛✧✛

하루 세 끼,
어떻게 먹어야 할까?

건강해지기 위해서는 필수 영양소가 잘 잡힌 식단의 섭취가 중
요하다. 탄수화물, 지방, 단백질을 모두 적당히 잘 채워 식사해야
한다. 한 가지 음식만 반복해서 먹거나, 탄수화물을 너무 극단적
으로 끊으면 필요한 영양소가 채워지지 않아 몸에 이상 반응이 생
길 수 있다. 건강한 식습관은 고려하지 않은 채 식사량만 줄이는
행동은 결코 좋은 방향이 아니다.

물론 운동 없이 음식 조절만으로도 체중을 줄이고 체지방을 감
량할 수도 있지만, 음식만 줄여서 뺀 몸은 언제든지 다시 예전의
체중으로 돌아갈 수 있다. 다이어트는 말 그대로 평생 하는 것인
데, 영양이 불균형한 식단은 장기적으로 매우 안 좋은 영향을 미
칠 수 있다.

나 역시 하루 세 끼를 반드시 챙겨 먹으려고 노력한다. 여기에
나의 하루 식사 패턴을 적어본다. 꼭 이대로 따라 할 필요는 없지

만, 참고해 자신에게 맞는 하루 식단을 만들어보자.

균형 있는 영양과 습관이 관건

나는 하루 세 끼를 영양가 있게 채우려 노력한다. 내 식단은 이렇다. 아침은 주로 생과일주스나 그래놀라, 샐러드 등으로 간단하게 배를 채운다. 점심은 웬만하면 일반식으로 먹는데, 하루 중 식사량이 가장 많다. 저녁 역시 일반식으로 먹지만 점심보다는 적은 양을, 너무 늦지 않게 먹는다. 양만 조금씩 조절해 세 끼 식사를 모두 하고, 그 대신 군것질이나 과식을 최대한 피하자는 규칙을 정해놓았다.

평소 밥 먹는 시간이 너무 늦다거나 혹은 군것질을 자주 하는 습관을 갖고 있다면 어떻게 바꿀 수 있을지 고민해보자. 늦은 식사는 소화가 안 돼 몸에 좋지 않다. 생각만 해서는 까먹고 실천으로 옮기지 않을 수도 있으니 포스트잇에 적어 잘 보이는 곳 여러 군데에 붙여놓는 것을 추천한다. 눈에 띄는 곳에 붙어 있는 포스트잇이 다짐을 바로잡는 데 도움이 될 것이다.

밤늦게 야식 먹는 습관을 버리고 매일 아침 미지근한 물 한두 잔을 마시는 작은 습관을 들여보자. 평소 얼마나 앉아 있는지, 몇 미터나 걸어다니는지 사소한 것부터 확인하자. 움직임이 적다고 느껴진다면 파워 워킹으로 산책, 일어나자마자 5분 스트레칭 등 작은 운동부터 실천해보자. 이렇게 습관을 들여가면 무리해서 식

단 관리를 할 필요가 없다. 자연스럽게 건강해지며 살찌지 않는
체질로 바뀔 테니까 말이다.

근육량을 늘리려면 식단 관리가 필수

전체적인 몸의 라인은 결국 체지방량으로 결정된다. 체지방이
란 분해되지 않고 몸속에 남아 있는 지방의 양을 가리킨다. 우리
의 몸 상태는 체지방의 양이 많은지 적은지에 따라 달라진다. 흔
히 말하는 예쁘고 탄탄한 몸을 갖기 위해서는 체지방량이 적고,
근육량은 많아야 한다. 지방이 우리 몸을 날씬하게도, 살찌게도
보이게 할 수 있는 셈이다.

그럼 어떻게 체지방을 줄일 수 있을까? 지방은 근육량과 연관
이 있다. 근육량을 키우면 에너지를 알아서 소모시키는 기초대사
량이 같이 늘어나면서 자연스럽게 체지방도 함께 줄어든다.

근육량을 늘릴 때는 음식이 정말 중요하다. 단백질과 섬유질이
가득한 영양소가 균형 잡힌 식사를 해야 한다. 극단적인 원 푸드
나 1일 1식처럼 무리한 식단은 그 순간의 체중은 줄일 수 있을지
몰라도 길게 볼 때 별로 좋지 않은 방식이다. 음식을 골고루 섭취
하고 꾸준히 운동하는 것이 근육량을 늘리고 체지방을 빼는 가장
좋은 방법이다.

다이어트 약은
효과가 있을까?

　요즘은 정말 많은 다이어트 약과 보조제가 판매되고 있다. 유명 연예인들이 광고하는 다이어트 약과 제품도 굉장히 많다. 다이어트 약은 대부분 체지방 분해 효과, 몇 킬로그램 감량 등 살이 빠질 수밖에 없다는 생각이 들게끔 홍보한다. 어떤 업체들은 극히 일부분의 효과를 극대화시켜 광고하기도 한다. 그런 광고를 보고 다이어트 약을 구매하는 사람들도 종종 있다.

　다이어트 약이든 보조제든 살 빼기에 도움을 주는 성분이 함유돼 있기는 하다. 문제는 운동으로 살을 빼려고 노력도 하지 않고 무조건 약에만 의존하려고 하는 점이다. 다이어트 약과 보조제에 관심 있는 사람들에게 묻고 싶다. 만약 다이어트 약의 효과가 크다면 왜 세상에 여전히 살 때문에 고민인 사람이 많을까?

　운동 유튜버다 보니 내게도 굉장히 많은 다이어트 약과 보조제의 공동 구매 제안이 들어왔다. 현재도 꾸준히 제안이 들어오고 있지만, 진행하지 않는 까닭은 다이어트 약이 크게 효과가 있다고 생각하지 않기 때문이다. 아무 노력 없이 약만 먹으면서 다이어트에 성공할 확률은 극히 낮다. 다이어트 보조제도 마찬가지다. 운동 없이 다이어트 보조제에만 의존해 살 빼기란 사실상 불가능하다.

쉽게 뺀 살은 쉽게 돌아온다

다이어트 약이나 보조제의 효과가 "아예 없다"고 할 수는 없지만, 운동 같은 다른 노력은 일체 없이 약에만 의존하면 살은 아주 잠시만 빠질 뿐이다. 약을 끊으면 다시 원래 체중으로 돌아올 텐데, 그럼 결국 요요 현상만 고스란히 떠안는 셈이다. 정말이지 약으로만 살을 빼려는 시도는 전혀 건강하지 못하다.

다이어트 약의 또 다른 문제는 약에 대한 정확한 전문 지식이나 정보 없이 과다한 양을 취해 신체 일부를 상하게 만들 수도 있다는 것이다. 살 빼려다 건강만 잃는 역효과를 볼 위험이 있는 것이다.

세상에 노력 없이 얻을 수 있는 것은 아무것도 없다. 우리는 모두 그것을 모두 알면서도 모르는 척하고 싶어 한다. 운동하기도 힘들고, 맛있는 음식도 많기 때문이다. 다이어트 약이나 보조제 등에 의존하는 것은 쉽고 빠르게 살을 빼고 싶기 때문이다. 이것만 먹어도 살이 빠지리라고 믿고 싶어서 먹는달까. 이런 태도는 다이어트뿐만이 아니라 삶의 태도 전반과 연결 지을 수 있다.

누구에게나 일하기는 싫지만 돈은 많이 벌고 싶고, 공부는 하기 싫지만 시험 성적은 잘 나오면 좋겠다는 마음이 한구석에 있다. 하지만 노력 없이 얻은 것은 진정한 내 것으로 소화되기가 어렵다. 쉽게 얻은 것은 비눗방울이 터지듯 금방 사라져버린다. 반면 어려운 길을 감내하며 묵묵히 걸어간다면 과정이 힘들지라도 그 안에서 경험하고 느낀 것이 모두 피와 살로 흡수된다. 결과적으로, 무슨 일이건 내가 노력한 만큼만 얻어갈 수 있다는 이야기다.

멀리 보고 다이어트 하라

살은 빼고 싶지만 운동은 하기 싫고 술도 많이 마시고 싶어 다이어트 약이나 보조제를 찾는 사람들에게 이렇게 말해주고 싶다. 무슨 일이든 지금 당장 눈앞에 있는 것만이 아니라 멀리 볼 수 있는 시야를 기르는 것이 중요하다고 말이다. 다이어트도 마찬가지다. 다이어트 약을 먹으면 초반에는 확실히 살이 빠지는 듯하지만 약을 끊으면 또다시 살찐다. 이런 일이 반복되면 중독된 듯이 약에 의존하게 된다. 나는 그런 사례를 많이 보았다.

다이어트에 지쳤다고 약에 의존하지 말자. 지금 당장 살 빼는 것에만 몰두하지 말고, 어떻게 하면 평생 건강하고 날씬한 몸을 유지할 수 있을지, 그런 몸을 유지할 습관은 무엇이 있는지 찾아보는 것이 먼저다. 계속 말하지만, 건강은 다른 그 무엇보다도 중요하다. 건강을 생각하며 다이어트 해야 현명한 방법을 선택할 수 있다. 당장의 달콤함에 속아 소중한 건강을 담보로 걸지 않기를 바란다.

✦✧✦

결국 의지할 사람은
나 자신뿐이다

의지가 너무 약한 A 씨는 유명 다이어트 업체에 거액의 돈을 들여 관리를 받았다. 그곳에서 짜주는 식단대로 음식을 먹고, 살 빼기에 효과적이라는 장비로 시술을 받았다. 몇 달간은 살이 빠졌지만 비싼 관리 가격을 계속해 감당할 자신이 없던 A 씨가 관리를 포기했더니 몸무게는 관리 전으로 돌아왔다. 돈은 돈대로 날리고, 속상함에 우울증까지 와 굉장히 힘들어한다.

결과의 책임은 누구에게?

A 씨는 현대 사회에서 흔한 다이어트 방법을 시도했다. 많은 사람이 계속된 다이어트에 지치고, 몸도 마음도 약해진 탓에 지푸라기라도 잡는 심정으로 거액의 돈을 들여 다이어트 업체에 등록하거나 지방 흡입 시술을 하곤 한다. 하지만 '나 자신'이 아닌 다

른 누군가에게 의존하는 다이어트는 실패할 확률이 아주 높다. 타인에게만 의지하는 다이어트는 돈뿐만 아니라 건강까지 잃는 최악의 상황으로 치달을 수도 있다. 만약 그렇게 된다면 누구를 탓할 것인가?

모든 일과 결과는 나에게서부터 일어난다. 만족스러운 결과를 위해서는 스스로 노력해야 한다. 간혹 자기 인생이 아니라 부모님이나 사업 파트너 등 타인에게 전적으로 의존하며 살아가는 사람들이 있다. 그런 사람들은 일이 잘 풀리지 않으면 모두 다른 사람 탓으로 돌리며 우울해한다. 심하면 미워하고 증오하기도 한다. 그렇지만 인생은 누군가가 대신 살아주는 것이 아니다. 내 인생의 책임은 전적으로 나에게 있다.

다이어트도 마찬가지다. 다이어트 할 때 의지할 곳은 오로지 나 자신뿐이다. 다이어트는 다른 누군가가 아니라 나 자신과의 싸움이니 말이다. 혹시라도 다이어트 약이나 살을 빼준다는 장비에 의존 중이라면, 다시 한번 생각하자. 귀찮고 힘들다는 이유로 스스로를 합리화하며 다이어트 약이나 값비싼 장비에 의존해서는 안 된다. 노력 없이 예쁘고 건강한 탄탄한 몸을 얻을 수는 없다. 그동안 누군가에게 의지해 돈을 지불하기에만 급급했다면 이제는 스스로의 트레이너가 돼보자. 잘할 때는 잘했다고 충분히 칭찬해주고, 실패하더라도 괜찮다며 다독여주자.

살쪘다고 좌절하거나 우울해할 필요는 전혀 없다. 혹시 너무 살쪄서 걱정이라면 오늘부터 '노력으로 무언가 바꿀 수 있음은 그 자체로도 무척 감사한 일'이라고 긍정적으로 생각하고 좋은 습관을 들이기 위해 노력하자. 노력한 자만이 달콤한 열매를 얻을 수 있다.

MINDSET EXERCISE

식습관 개선

다이어트에서 가장 힘든 부분이 바로 식습관 개선이다.
다음 내용을 따라 써보며 건강하게 오래 지속할 수 있는 생활 습관을 만들어보자.

평생 똑같이 먹을 자신이 없다면
식단보다는 식습관이 중요하다.

모든 감각을 식사에 집중해 천천히 꼭꼭 씹어 먹자.

쉽게 뺀 살은 쉽게 돌아온다.

Part 5

나를 사랑하는
가장 확실한 방법

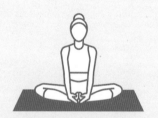

모든 사람에게 예뻐 보이려 노력할 필요도, 누군가의 틀에 맞춰 살을 뺄 필요도 없다.
나 자신에게 좋은 사람이려 노력한다면 자연스럽게 예뻐진다. 다른 사람의 시선에서
생각하고 행동하느라 예쁜 얼굴을 찌푸리거나, 몸을 망가트리며 극단적으로 살 빼는
일은 없도록 하자.

——————————————————————— ✦✧✦

오늘이 바로
운동을 시작하기 좋은 날

십 대 때는 그저 어른이 되고 싶다는 생각에 빨리 스무 살이 되고만 싶었다. 스물이 넘어가 대학교 2학년이 되던 해에는 후배들이 생겼으니 나도 나이가 들었다고 한탄했고, 3학년이 되던 해에는 '이제 정말 늙었구나' 싶어 울적했다. 가끔 부모님과 대화를 하다가 이런 하소연을 하기도 했는데, 지금 생각하면 한창 어리고 예쁜 나이에 늙었다는 말을 입에 달고 살았으니 부모님이 보기에 얼마나 웃겼을까 싶다.

지금 사오십 대 회원들은 삼십 대인 나를 보며 "한창 젊을 때네"라고 이야기한다. 육칠십 대 회원들은 사십 대 회원들을 보고는 "아주 젊네"라고 말한다. 우리는 모두 자기 인생에서 지금 가장 젊은 나이를 살고 있다. 하지만 몇몇 사람들은 옛날을 그리워만 하다 이 순간에 내가 얼마나 아름다운지 깨닫지 못하고 소중한 시간을 흘려보내기도 한다.

지금 시작해도 절대 늦지 않았다

요즘 종종 내가 운영하는 다이어트 카페나 운동 채널에서 이런 댓글을 발견하곤 한다.

"운동하고 싶은데 나이가 들어서 힘들어요."

"저는 아줌마라 자신이 없어요."

연령대에 따라 체력이 다르기 때문에 본인의 몸 상태나 난이도에 맞춰 운동할 필요는 있지만 나이 들었다고, 아줌마라서, 또는 아이 때문에 운동이 불가능하지는 않다. 늦었다고 생각할 때가 가장 빠를 때는 아니지만, 필요성을 느끼는데도 시작하지 않으면 진짜 늦는다. 미루고 미뤄서 운동하기 너무 늦었다는 생각이 드는가? 지금이 바로 시작할 때다.

나는 스물다섯이 되던 해에 유럽으로 배낭여행을 떠났다. 경비를 직접 모아야 했기 때문에 졸업 후 2년이라는 시간이 지나고야 배낭여행을 떠날 수 있었다. 학생의 신분으로 떠난 여행이 아니었기에 늦은 나이에 떠난 여행이라고 생각했지만, 여행지에서 만나는 사람들 사이에서 나는 결코 많은 나이가 아니었다. 나보다 어린 동생들도 있었지만, 언니 오빠들도 사귈 수 있었다. 돌이켜보면 너무나 젊은 나이에 넓은 세상을 돌아본 추억이다. 만약 너무 늦었다는 생각에 지레 포기했다면 지금은 그때 여행을 떠나지 못했음을 후회하고 있을 것이다.

유튜브를 시작할 때도 마찬가지였다. 내가 시작했을 때, 유튜브 시장은 이미 포화 상태였다. 이미 많은 운동 유튜버가 자리 잡은 상태라 그 틈에 끼어들기가 쉽지만은 않았다. 이미 늦었다는 생각이 들었지만, 이미 늦은 것이지 가장 늦은 것은 아니었다. 결국 노력 끝에 홈트 유튜버로 성장할 수 있었다.

지금 시작해도 절대 늦지 않았다. 지금 이 순간은 우리가 살아가는 날 중에 가장 젊은 날이다. 이 아름다운 시간에 옛 모습만 그리워하거나 "이미 난 늦었어"라며 시도조차 하지 않는 것이야말로 어리석은 일이다. 배움에는 나이가 없다. 운동 역시 남녀노소 모두 할 수 있다. 연령 제한도 없다. 이런저런 핑계로 운동하지 않는 스스로를 합리화하며 가장 젊은 날을 그냥 흘려보내지 말자. 우리에게 주어진 인생 중 오늘, 바로 지금이 가장 젊은 날이다.

✦✧✦ —————————————————————————

운동이 자존감에 미치는 영향

다이어트 카페를 운영하다 보면 자존감이 떨어져 힘들다는 글을 꽤 많이 본다. 자존감이란 자기 자신을 사랑하고 존중하는 마음을 가리킨다. 주로 다이어트 실패 후 자존감이 떨어져 우울하다고 느끼기 쉽다.

나도 그 마음을 안다. 나 역시 대학 입학 후 여러 이유로 자존감이 훅 떨어졌다. 갑자기 살쪘을 때도 그랬지만, 작은 키로 커다란 친구들 사이에서 무용할 때도 여러 이유 때문에 자존감에 상처를 입었다. 매번 실력이 키로 평가되는 기분이 들었다. '난 아무리 노력해도 안 되는구나'라는 생각도 계속 들었다.

자존감이 낮아지니 사람들의 행동이 모두 의심스러웠고, 자꾸만 예민하게 반응하게 됐다. 나 혼자 생각하고 판단하며 속상해했다. 이렇게 바닥까지 떨어진 자존감을 끌어올리는 데, 나한테는 운동이 정말 큰 힘이 됐다.

나에게 집중하는 시간

필라테스 강사로 일하면서부터 진정한 내 모습을 바라보고, 있는 그대로의 나 자신을 사랑할 수 있게 됐다. 요가와 필라테스는 특성상 호흡이 굉장히 중요한데, 움직임과 함께 호흡하니 나 자신과 가까워지는 느낌을 받을 수 있었다. 필라테스 시간만큼은 온전히 매트 위에 있는 나 자신에게만 집중했다. 마음의 소리에 귀 기울이며 나의 아픔과 걱정을 스스로 어루만졌다. 나는 점점 더 단단해지고 강해지며 스스로를 사랑할 수 있게 됐다. 요가와 필라테스처럼 스스로에게 집중해야 하는 운동은 몸뿐만 아니라 마음도 함께 치유해준다. 앞에서도 말했듯이, 요가와 필라테스로 나 자신과 가까워지고부터 타인의 시선보다 스스로 어떻게 생각하는지가 더욱 중요해졌다.

내가 자존감을 끌어올린 방법은 다음과 같다.

첫째, 있는 그대로의 나를 인정한다. 있는 그대로의 스스로를 받아들이면, 주변에 있는 그대로의 나를 좋아해주는 사람들이 모인다. 그러다 보니 콤플렉스도 점점 없어졌다. 160센티미터도 안 되는 작은 키, 낮은 코 등 싫어하던 부분들이 점점 더 좋아졌다. 나 자신을 사랑하는 법을 배운 셈이다. 있는 그대로의 나를 사랑하게 됨으로써 힐을 벗고 운동화를 신을 수 있었고, 작은 키의 장점도 찾을 수 있었다.

둘째, 남들과 나를 비교하지 말자. 누구에게나 기회가 찾아오는 속도는 다르다. 다른 사람이 앞서간다고 우울해할 필요는 전혀 없다. 있는 그대로의 나를 인정했다면 그다음 단계에서는 어떻게 더 나은 방향으로 나아갈지 고민하는 것이 가장 중요하다. 남이 아니라 스스로에게 집중하자.

다이어트에 자존감이 중요할까?

자존감이 높아야만 다이어트나 사회 활동에서 성공하는 것은 아니지만, 자존감이 높아야만 자신만을 위한 건강한 다이어트를 할 수 있다. 그러므로 다이어트를 할 때도 자존감을 유지하는 것이 중요하다.

자존감이 낮은 사람일수록 타인의 시선을 의식하고 보여주기 위한 다이어트를 할 가능성이 크다. 그런 사람들은 다이어트에 성공하더라도 유지에 강박을 느끼거나 우울증 등으로 힘들어할 수 있다. 반면에 자기 자신을 아끼고 소중히 다루는 사람들은 더 건강해지질 수 있게, 내적인 탄탄함까지 함께 고려하며 다이어트 한다. 즉, 자존감이 높은 사람들은 자기 자신만 생각하며 다이어트 할 가능성이 높다.

스스로를 먼저 생각하면 극단적인 식단이나 인증되지 않은 다이어트 약 같은 것은 지양하게 된다. 다이어트 할 때만큼은 나를 더 생각하고 아껴야 한다. 다이어트 하기로 마음먹었다면 쉽게 무너지지 않도록 자존감을 챙기는 연습이 필요하다. 자존감이란 진정 나를 사랑하는 마음으로부터 생성된다. 일, 주변 사람들을 포함해 모든 것을 사랑할 수 있게 연습해보자. 어떻게 시작해야 할지 모르겠다면 일단 매트 위에 올라가 자기 자신을 들여다보고, 최대한 자주 나 자신에게 질문을 던져보자. 요즘 어떤 부분에서 가장 행복한지, 반대로 힘든 부분은 무엇인지 말이다.

매트 위에서 스스로와 가까워지는 연습을 반복하다 보면 진정한 나 자신과 마주할 수 있다. 있는 그대로의 나 자신을 마주하고 인정하는 훈련은 결국 스스로를 사랑하는 훈련이기도 하다. 나를 사랑하는 마음이 쌓이고 쌓이면 쉽게 무너지지 않는 건강한 자존감으로 내면이 가득 채워짐을 어느새 느끼게 될 것이다.

✦✧✦

우리는 모두
예쁜 몸을 가지고 있다

사람은 태어날 때부터 부모님으로부터 눈, 코, 입, 뼈, 피부, 키 등 많은 것을 선물 받는다. 모두 각자 다른 생김새와 다 다른 키를 갖고 있지만, 아름답고 소중한 신체를 선물 받았다는 사실은 다르지 않다. 앞을 볼 수 있는 눈, 냄새를 맡을 수 있는 코, 맛있는 음식을 먹을 수 있는 입, 걸어 다닐 수 있는 튼튼한 다리와 몸까지. 태어날 때 선물 받은 탓에 당연하게 여길 수도 있지만, 이 모든 것은 절대 당연한 것이 아니다. 모두 주어졌다는 것 자체가 이미 인생에 있어 큰 행운이다. 그럼에도 우리는 부주의로 뼈를 부러뜨리거나 피부에 상처를 낸다. 몸에 안 좋은 줄 알면서도 잦은 음주와 야식, 흡연 등을 계속한다. 위염, 역류성 식도염 등의 병에 걸릴 위험을 알면서도 말이다.

체형도 마찬가지다. 나는 자주 "우리는 모두 다 예쁜 몸을 가지고 있다"라고 말하곤 한다. 사람의 몸은 저마다 충분히 아름답고,

더 아름다워질 가능성이 있다고 생각하기 때문이다. 그 아름다움
이 바로 드러나는 사람이 있는가 하면, 아름다움을 드러내기 위해
조금 더 노력이 필요한 사람이 있을 뿐이다. 안타까운 점은 귀찮
은 탓에 충분히 더 아름다워질 수 있는 몸을 안 좋은 습관 가운데
방치하는 사람이 많다는 것이다. 건강이 나빠질 뿐만 아니라 굽은
등이나 오다리 등 체형까지 변할 수 있는데도 말이다.

자기 몸에 만족하는 사람들은 대개 부지런하고 계획적이다. 타
고난 체질이더라도 나이가 들면 기초대사량이 쇠퇴해, 결국 어떻
게 관리하느냐에 따라 몸이 달라진다. 신은 정말 공평하다. 계획
적으로 부지런히 노력하는 사람들에게는 건강한 몸을 선물하지
만 그렇지 않은 사람들의 몸은 약하게 만든다. 만족스러운 몸을
원한다면 부지런히 계획적으로 움직이자. 집에 있을 때도 그냥 누
워 있지 말고 매트를 깔고 조금이라도 움직이자. 이제 안일함 속
에 숨은 자신만의 아름다운 몸을 꺼내줄 때다.

예쁜 몸을 드러내기 위한 생활 운동

요즘은 유튜브나 각종 미디어로 따라 할 수 있는 홈 트레이닝
이 늘어났다. 꼭 운동 센터에 가지 않더라도 운동을 접할 기회가
많아진 것이다. 홈 트레이닝 운동만으로도 10킬로그램이나 감량
할 만큼 엄청난 다이어트 효과를 보고 있는 사람도 많다고 한다.

밖에서 운동하기 어려운 여건이라면 집에서 따라 할 수 있는 홈

트레이닝 운동을 추천한다. 난이도는 쉬운 것, 시간은 짧은 것부터 시작해 점차 늘려가자. '시간 될 때 운동해야지' 한다면 우선순위에서 밀려 실행하지 못할 가능성이 크니 운동하는 시간과 요일을 딱 정해서 실천하는 것을 추천한다.

꼭 비싼 운동 센터에 다녀야만 살을 뺄 수 있는 것은 아니다. 본인의 상황과 여건에 맞춘 운동 방법을 찾아보자. 생각보다 방법은 많다. 중요한 것은 본인의 의지와 꾸준함이다. 부모님에게 선물 받은 소중한 몸이니 소중히 잘 가꾸고 신경 써서 다뤄야 한다는 점을 꼭 명심하자. 우리는 모두 아름답고 소중한 사람이다. 혹시 이제까지 내 몸을 소중히 다루지 못했다는 생각이 든다면, 오늘부터라도 내 몸을 위해서 좋은 음식과 습관으로 몸과 마음을 다독이자. 모두 충분히 더 예뻐질 수 있다.

◆◇◆

있는 그대로의
내 모습 바라보기

78억 7,496만 5,732명. 전 세계 인구 수다. 이 수많은 사람이 모두 다 다른 생김새를 갖고 있다. 이 많은 사람이 모두 다 다르게 생겼다니 너무 신기하지 않은가? 수많은 사람 중에 딱 하나뿐인 얼굴과 몸이라니 얼마나 특별하고 소중한가? 우리는 모두 각자만의 아름다움과 독특한 색을 갖고 있지만, 이 특별함을 발견해내지 못해 연예인 사진을 들고 성형외과를 찾기도 하고 본인이 예쁘지 않아 불행하다고 말하기도 한다.

아름다움의 기준

애초에 예쁨의 기준이란 존재하지 않는다. 그 기준은 본인이 만들어가는 것이다. 타인의 틀에 맞추려 애쓰지 않아도 괜찮다. 우리는 모두 각자만의 아름다운 색깔을 갖고 있다. 이제부터는 나만의 색을 찾고 그 색이 더 빛나게 만들 노력이 필요하다.

나 역시 내 색을 찾지 못해 헤매던 시간이 있다. 더 나아지기 위해서 노력하는 것이 아니라 현재 모습을 부정하고 숨기며 진정한 내가 아닌 다른 모습으로 바꾸려고만 했다. 그 무렵 나는 크게 보이고 싶어 꼭 10센티미터 정도 되는 킬힐을 신고 다녔다. 그렇게 하면 키가 커 보이지 않을까 싶어서였다. 어리게만 보이는 외모 때문에 무시당한 적도 많아 동글동글 볼살이 많은 얼굴도 콤플렉스였다. 얼굴을 바꾸고 싶어서 성형외과 상담도 다니고, 사진은 꼭 포토샵으로 고친 후 SNS에 업로드했다. 자연스러움을 추구하는 지금의 나는 그런 옛 모습이 부끄럽게만 느껴진다.

나만의 색을 확실히 찾고 나서, 나는 겨우 다른 사람들의 시선을 의식하는 일에서 벗어날 수 있었다. 나만의 색이란 내가 진정 좋아하는 것이 무엇인지 깨닫고, 나라는 사람을 정확히 바라보는 눈을 말한다. 내가 나만의 색을 찾은 첫 번째 방법은 요가, 필라테스, 수영, 러닝 등의 운동이다. 몸을 많이 움직이며 나 자신과 더 가까워지는 시간을 최대한 많이 만드니 자연스럽게 외적인 것보다 내적인 것을 더 많이 들여다볼 수 있었다.

있는 그대로를 인정하니 제3자의 눈으로 나를 바라볼 수도 있었다. 작은 키를 그대로 인정하고, 어려 보이는 얼굴을 숨기려 하는 것이 아니라 장점화시켰다. 내 색깔을 있는 그대로 인정하고 나니 모든 면에서 편해지고, 자격지심이나 열등감 같은 감정으로 시간 낭비할 일도 없었다.

있는 그대로를 인정해야 나아갈 수 있다

나는 휴대폰 사진을 찍을 때 카메라 앱을 사용하지 않는다. 같이 찍는 사람들은 도대체 왜 보정이 되는 앱 대신 일반 카메라로 있는 그대로의 모습만 담는지 의문을 표시한다.

얼굴에 자신 있어서 그런 것은 아니다. 사실 나도 콤플렉스가 있다. 나는 남들보다 코가 낮은 편이고, 옆에서 보았을 때 볼의 면적이 다른 사람보다 넓은 편이다. 하지만 나는 그 순간에 존재하는 그대로의 내 모습을 간직하고 싶다. 생김새보다 내가 그 상황에서 어떤 표정을 짓는지, 무슨 감정이었는지 표현되는 것이 더 중요하다. 나중에 사진을 볼 때 사진에서 같은 감정을 느끼는 것이 더 중요하기 때문이다.

그렇다고 보정을 아예 하지 않는 것은 아니다. 전문적으로 프로필 사진을 촬영할 때는 포토샵으로 보정 작업을 거친다. 따라서 내 생각이 정답이라고는 절대 말할 수 없다. 하지만 지금 현재 내 얼굴이, 살찐 혹은 너무 마른 내 모습이 마음에 들지 않는다고 해서 스스로 나 자신을 미워하고, 남들을 부러워만 하다 보면 더 외로워지고 힘들어질 것이다. 나도 내 색을 찾지 못했는데 다른 사람들이 내 색을 알아봐줄 리가 없다. 남들에 비해 부족한 것 같아서, 혹은 더 뒤처지는 것 같아서 힘들어하거나 우울해할 필요가 없다. 다른 사람과 비교할 필요도 없다. 우리는 각자만의 아름다운 색을 갖고 있다. 이 색을 스스로 알아볼 수 있는 사람은 점점 더 아름다워진다.

본인을 부정하고, 바꾸려 하는 행위는 스스로에게 상처가 돼 언젠가 다이어트 강박증이나 폭식증, 거식증 등의 병으로 나타날 수 있다. 내 모습을 있는 그대로 바라보고, 나만의 장점, 나만의 색을 찾아 그것을 사랑하자.

현재 우리는 모두 각자의 색으로 아름답게 물들어 있다. 오롯이 나만 가질 수 있는 나만의 색으로 말이다. 누군가를 부러워하고 다른 사람의 색을 쫓아가려 애쓸 필요 없다. 나만의 아름다움을 찾기 위해, 지금보다 조금 더 나아지기 위해 노력하는 순간 더욱 빛이 날 것이다.

✦✦✦

스트레스가 뭐예요?

스트레스 stress 란 무엇일까? 한국말로 해석하면 '긴장, 짜증, 불안'이란 뜻이다. 현대인은 누구나 스트레스를 안고 살아간다. 주변 사람들을 포함해 모든 것이 우리를 행복하게도 만들지만, 스트레스를 주기도 한다.

얼마 전에도 뉴스에서 과도한 업무량과 동료들의 압박으로 한 회사원이 스스로 목숨을 끊었다는 기사를 접했다. 이런 기사를 보면 당시 그 사람이 얼마나 스트레스 받았을까 싶어 마음이 무거워진다. 동시에 스트레스가 극단적인 상황까지 사람을 내모는 무서운 요소라는 사실을 자각하게 된다. 극단적인 선택을 하지 않더라도 심하게 스트레스를 받으면 소화불량, 불면증, 공황장애 등 다양한 병에 걸릴 수 있다. 병에 걸리지 않더라도 심한 스트레스 상황에서는 누구나 불안해지기 쉽다.

흔히들 다이어트의 부작용이라고 생각하는 폭식증이나 거식증의 원인도 스트레스다. 다이어트 할 때는 작은 변화에도 민감해지기 때문에 예민한 상태이기 십상이다. 그럴 때 체중계 숫자에 연연한다거나 큰 변화가 없다고 우울해하는 것은 부정적 스트레스를 받기 딱 좋은 요소다.

부정적인 생각으로 가득 찰 때

일하다 보면 챙겨야 할 것도 많고, 내 마음과 다르게 흘러가는 상황에 신경이 곤두서기도 한다. 그런 상황이 지속되면 생각이 꼬리에 꼬리를 물어 스트레스가 더욱 심해진다. 여기까지는 누구나 비슷하게 겪을 수 있다. 하지만 스트레스를 긍정적으로 해소할 것인지, 부정적으로 소모할 것인지는 각자의 마인드와 행동에 따라 달라진다.

언젠가 필라테스 수업에 들어온 회원들에게 이런 질문을 던져봤다.

"여러분, 평소 스트레스를 많이 받으시나요?"

모두 고개를 끄덕이기에 다음 질문을 했다.

"그럼 스트레스를 받는 느낌이 확실히 어떤 거라고 생각하세요?"

여기에는 다들 확실하게 대답하지 못했다. 스트레스의 느낌이 추상적이라 확실하게 표현하기가 어렵고 각자 느끼는 스트레스의 범위나 정도가 다 다른 탓이다. 그렇다면 생각하기에 따라 스트레스를 받지 않을 수도 있는 것 아닐까?

나는 스트레스를 받는다고 느껴지면 최대한 그 순간에서 빨리 빠져나오려 노력한다. 평상시에도 웬만하면 입 밖으로 스트레스 받는다는 말을 꺼내지 않으려고 노력한다. 그 말을 꺼내는 순간 부정적 영향으로 스트레스가 더 쌓일 수도 있다고 생각하기 때문이다.

몸은 어떻게 마음먹는지에 따라 발맞춰 반응한다. 기분 좋은 생각을 하면 환한 표정이 드러나고, 불안할 때는 안절부절못한다. 일할 때에도, 다이어트 할 때에도 스트레스가 주는 압박에 괴로워할 것이 아니라 어떻게 하면 더 나은 방향으로 갈 수 있을지 고민하고 찾아가야 한다.

나 자신에게 좋은 모습이면 충분하다

스트레스 지수는 우울하고 부정적인 생각을 계속 끌고 가는지 빨리 잊어버리는지에 따라 달라진다. 건강한 다이어트는 스트레스 지수를 낮춰주지만, 극단적인 다이어트로 스트레스가 쌓이면 몸이 망가질 수도 있다. 스트레스 없이 다이어트 할 방법은 무엇일까?

스트레스의 원인 중 인간관계의 비중은 무시할 수 없다. 부모님이나 가까운 친구, 애인까지도 나와 생각이 똑같을 수는 없다. 여태껏 각자 다른 환경에서 살아온 탓에 다른 경험을 했고, 이에 모두가 다르게 생각할 수밖에 없다. 온전히 똑같은 사람이 있다면 그건 복제인간일 따름이다. 그렇다고 인간관계에 지나치게 얽매일 필요는 없다. 상대방의 생각이 나와 다르다고 억지로 맞추며 스트레스를 받을 필요도 없다. '저 사람은 그렇게 생각하나 보다, 그럴 수도 있겠다' 하고 넘겨버리면 된다. 스트레스를 참아가며 모두에게 좋은 사람일 필요는 없다.

다이어트에서도 마찬가지다. 모든 사람에게 예뻐 보이려 노력할 필요도, 누군가의 틀에 맞춰 살 뺄 필요도 없다. 자기 자신에게 좋은 사람이려 노력한다면 자연스럽게 예뻐질 테니까. 다른 사람의 시선에서 생각하고 행동하느라 예쁜 얼굴을 찌푸리거나, 몸을 망가트리며 극단적으로 살 빼는 일은 없도록 하자.

최대한 몸을 움직이는 것도 추천한다. 나는 최소 주 3회 운동이 목표다. 경험상 운동하는 동안에는 마음속 걱정이 잊히고, 그 덕인지 운동 후에는 기분이 좋아진다. 심지어 덜 늙기까지 한다. 독일의 한 연구 결과가 이를 입증한다. 일주일에 3회씩 한 시간 활발히 운동하는 중년 남성의 집단이 운동하지 않은 남성 집단보다 텔로미어의 길이가 훨씬 더 길다는 사실을 발견한 것이다. 텔로미어란 유전자 끝에 붙어 세포를 보호하는 말단 영역을 가리키는데, 유전자를 보호해주는 역할을 한다. 텔로미어가 짧아지면 노화가 빨리 오고 수명이 짧아지는 반면에, 길면 실제 나이보다 젊어 보이고 수명도 길다. 꾸준히 운동하며 좋은 생활 습관을 가진 사람들은 텔로미어가 길어 오래 살 수 있는 것이다.

'어떻게 하면 살을 뺄 수 있을까?'라고 생각하기 전에 텔로미어를 길게 유지할 방법을 찾아 실천하자. 몸은 자연스럽게 예뻐지고, 건강해질 것이다.

다이어트와 건강한 몸은 직결돼야 한다. 건강을 고려하지 않은 극단적인 다이어트는 도리어 스트레스다. 여태껏 다이어트에 스트레스를 받았다면 오늘부터 생각을 달리 해보자. 이 스트레스는 내가 만들어낸 것이고, 앞으로는 그게 뭔지 아예 잊고 살겠노라고.

✦✧✦ ─────────────────────────────

나를 웃게 하는
긍정의 힘

스트레스를 버렸다면 긍정 마인드를 준비해보자. 진부하다고 할지 모르겠지만, 건강한 사람들의 삶에서 결코 빼놓을 수 없을 만큼 긍정의 힘은 세다. 긍정적인 사람들은 안 좋은 일이 일어났다고 금세 좌절하거나 짜증 내지 않는다. '얼마나 더 좋은 일이 일어나려고 이런 시련을 겪나'라고 생각하며 훌훌 털고 더 나은 방향을 찾는다. 스트레스가 쌓일 틈 자체를 주지 않는 것이다.

나 역시 어떠한 일이든 긍정적으로 생각하려고 노력하는 편이다. 부정적으로만 생각하면 좋은 일이 생기려다가도 달아난다고 믿기 때문이다. 반드시 해야만 하는 일에 불평불만을 늘어놓으며 기분 나빠 할 필요가 있을까? 어차피 피할 수 없는 일이라면 즐겁게 하는 편이 낫지 않을까?

이왕 다이어트를 시작했다면 즐겁게 해보자. 다이어트란 더 나은 내가 되기 위한 일종의 '자기관리'다. 굶거나 한 가지 음식만 먹으며 힘들어해야 하는 그런 과정이 아니다.

감사하는 마음이 건강한 삶으로

사실 몇 달 전, 내게 심적으로 무척 힘든 일이 있었다. 나와 어릴 때부터 추억을 함께한 고모가 위암 선고를 받고 투병 생활을 시작했기 때문이다. 분명 몸과 마음 모두가 힘들 텐데도 고모는 긍정적인 마인드와 의지, 또 건강한 식단과 운동으로 암을 이겨내기 위해 싸우고 있다.

심지어 매일 아침 나에게 《긍정의 힘》이라는 책에서 좋은 문장들을 메시지로 보내며 하루를 긍정적으로 시작할 수 있게 도와준다. 내가 줘야 할 에너지를 고모에게 받고 있노라니, 강한 정신력으로 힘든 상황을 이겨내고 있는 고모가 멋지고 대단하게 느껴진다.

고모는 정말 진취적인 사람이다. 매달 받는 항암 치료에도 불구하고 이 상황을 긍정적으로 생각하려 노력한다. 그런 생각과 노력 끝에 지난 CT 검사에서는 암세포가 꽤 많이 줄었다는 의사의 소견을 받기도 했다. 열 명 중 세 명만 이런 결과를 들을 수 있다는데, 정말 눈물겨운 결과였다. 진짜 암과의 싸움은 이제부터겠지만 어쨌든 이 같은 검사 결과에서 우리 가족은 고모가 암을 이겨낼 수도 있겠다는 희망을 봤다.

나는 고모의 암세포가 줄어들어 열 명 중 세 명 안에 속할 수 있었던 까닭도 긍정 에너지 덕분이라고 생각한다. 고모는 음식을 먹을 수 있다는 것 자체를 늘 감사하게 생각한다. 작은 것 하나하나에 감사하며 모든 것을 소중하게 느끼기 때문에 무슨 일이건 헛되게 느끼거나 쉽게 포기하지 않는 내면의 힘을 갖고 있다. 고모는 현재 주 3회 개인 홈 트레이닝과 산책으로 운동량을 늘려가고 있다. 나는 고모가 긍정의 힘으로 점점 더 건강해지리라고 믿는다.

보통 다이어트 할 때는 식사량을 줄이거나 조절하는 과정이 필요하다. 이때 같은 음식을 보고 어떤 사람은 "감사합니다, 이렇게 맛있는 음식을 이만큼이나 주셔서"라고 말하는데, 어떤 사람은 "양도 적고 내가 썩 좋아하는 음식은 아니에요"라고 말한다. 감사하는 마음이 있느냐, 없느냐에 따라 음식을 대하는 태도가 완전히 달라지는 것이다. 어차피 먹을 수밖에 없는 음식이라면 감사하는 마음으로 먹는 편이 훨씬 맛있을 것이다.

몸만큼이나 마음의 건강도 중요하다. 몸과 마음 중에 무엇이 더 중요한지 따지는 것은 '닭이 먼저냐 달걀이 먼저냐'를 따지는 것과 같지만, 개인적으로 나는 몸이 건강하려면 마음 먼저 건강해야 한다는 주의다. 마음이 건강해야 스트레스를 조금이라도 덜 받을 것이며, 스트레스를 심하게 받지 않아야만 육체도 건강한 상태를 유지할 수 있기 때문이다.

정신이 피폐하면 그것이 고스란히 몸으로 드러난다. 극심한 스트레스를 받으면 질병에 노출되기 쉬우며 그로 인해 살이 급격히 찌거나 빠지기도 한다.

긍정적인 다이어트를 위한 마인드셋

긍정의 힘은 병의 치유나 일의 능률뿐만 아니라 다이어트에까지 영향을 미친다. 강박관념, 거식증, 폭식증 같은 좋지 않은 것들로부터 우리를 지켜주고, 건강한 다이어트로 이끄는 것이다. 매사를 긍정적으로 바라보고 또 그렇게 생활해나가려고 노력하는 자세는 건강하고 올바른 다이어트의 길잡이가 돼줄 것이다. 이런 자세는 우리를 다이어트뿐만 아니라 외부 자극에도 쉽게 흔들리지 않는 단단한 사람으로도 만들어준다. 단단한 사람이 된다는 것, 얼마나 멋진 말인가?

철저한 운동과 식단 관리만이 성공적인 다이어트의 답은 아니다. 운동 시작 전에 정말로 해야 할 것은 긍정적인 마인드셋이다. 마인드셋이 잘된 상태에서 운동을 시작하면 도중에 지쳐 포기하지 않고 꾸준히 할 수 있다. 운동은 꾸준히, 하면 할수록 효과적이다.

다이어트 하며 힘들 때마다 긍정의 힘으로 스스로를 믿어보자. 다이어트에 성공하고 싶다면 아침마다 "무조건 할 수 있다"고, 또 "해낼 수 있다"고 딱 세 번만 외쳐보자. 할 수 있다고 말하면 정말 해낼 수 있고, 할 수 없다고 말하면 정말 딱 거기까지다. 참고로 나의 긍정의 메시지는 이러하다.

"말하는 대로 이루어지는 내 안의 힘을 믿는다."

"주어진 모든 것, 또 아주 사소한 것까지 감사함을 느끼자."

"나는 운 좋은 사람이다, 또 행복한 사람이다."

크게 소리쳐 말하기가 어색하다면 마음속으로라도 매일 긍정의 메시지를 되뇌어보자. 다이어트뿐만 아니라 인간관계에서도 큰 도움이 될 것이다.

✦✧✦

자연스러운 변화를
인정하라

　'왜' 다이어트를 하고 싶은가? 살을 빼기 위해서라면 '어떤 이
유' 때문에 살이 빠지길 원하는가? 나이와 처한 상황에 따라 모두
다 답변이 다를 것이다. 학생 때는 좋아하는 이성 친구에게 예뻐
보이기 위해, 혹은 성적의 향상을 위해 체력을 기르려 운동한다.
성인들은 예쁜 옷을 입기 위해, 또는 면접을 잘 보려 몸매를 가꾼
다. 아이 엄마가 돼서는 출산 전 몸매로 돌아가기 위해 관리하고,
훨씬 더 나이가 들어서는 겉모습보다 건강을 위해 더 많이 운동할
것이다. 모두에게 적용되는 이유는 아니겠지만, 대체적으로 확률
이 높을 이유들이라고 생각한다.

　그러다 문득 과거를 떠올리며 지나간 것에 아쉬움을 느끼기도
하고, 예전의 몸이나 얼굴을 그리워하기도 한다. 나 역시 그런 시
기가 있다. 나는 그 어둠의 터널을 마인드 컨트롤로 빠져나왔다.
최근 SNS에서 읽은 가수 SG워너비 멤버 김진호 씨의 글이 마인

드 컨트롤 하던 당시 내 생각과 너무 비슷해서 옮겨본다.

누군가는 늙지 않는 피터팬을 동경하지만, 누군가는 있는 그대로 늙어가는 이를 사랑하고 존경하지요. 자연의 흐름대로 변하고 썩어가는 것들을 전 사랑합니다. 그 순간이었기에 가능한 것들은 그때 존재하고 있고, 나이가 들고 경험이 늘어 지금 이 순간에 가능한 표현들은 지금의 노래가 되는 것 같습니다. 저는 사랑하는 여자가 늘 젊기만을 바라지 않아요. 저와 함께 늙어가는 모습이 더 사랑스럽겠지요. 예전처럼 싱그럽게 웃지 못하고 아름다운 몸매가 아니라 해도 나와 추억을 함께 쌓으며 나온 배와 아픔을 함께 나누며 생긴 공허한 표정도 사랑할 수 있기를 늘 바랍니다. 제 부족한 변화들이 그런 시선으로 닿을 수 있도록 노래하며 살겠습니다.

김진호 씨의 SNS에, 창법이 바뀐 것 같아 아쉽다며 예전의 목소리로 돌아와달라고 남긴 어떤 팬에게 답한 내용이다. 이 글은 많은 사람의 공감을 얻었다. 김진호 씨는 이전에도 방송에 출연해 창법이 변하는 것은 자연스러운 현상이라는 의견과 함께 변하지 않는 것을 고집하는 것도 때로는 자연스럽지 않다고 말했다.
김진호 씨의 말처럼 그 순간이기에 가능한 일들이 있다. 그때라 가능한 일이다. 이 글을 읽는 여러분은 지나간 과거에 얽매여서 그 모습을 그리워만 하거나, 현재를 부정하려 하지 않았으면 좋겠다. 흘러가는 대로 받아들이되, 그 안에서 더 빛나는 나를 찾아보길 바란다.

시간은 막을 수 없다

어릴 때에는 시간이 지나도 모든 것이 그대로 그 자리에 있으리라 생각했다. 머릿속에서 엄마 아빠는 항상 힘세고 강한 사람이었다. 교복 입고 친구들과 추억을 함께 공유할 때도 시간이 영원할 것만 같았다. 무용할 때는 계속 춤출 수 있을 것 같았다. 하지만 영원한 것은 없었고, 아주 천천히지만 모든 것은 변해가고 있었다.

봄이 가면 여름이 오듯이, 시간이 흐르면 변해가는 것은 당연한 순리다. 변하는 것을 거스르거나, 억지로 피하려 노력하지 말자. 때로는 인정하고 싶지 않아도 인정해야만 한다. 흐르는 시간 속에서 우리 모두 변해가고 있기 때문이다. 나는 그렇게 변화하는 모든 것을 인정하고 받아들여야 한다고 생각한다. 자연스러운 변화를 받아들이지 못하면 자존감이 떨어지고, 우울해지기 마련이니까.

변화를 거스르려 노력하면 스트레스만 받을 뿐이다. 내가 그랬다. 나 역시 모든 것이 변한다는 사실을 인정하지 못하고 붙잡으려 애쓰던 때가 있었다. 현실의 높은 벽에 부딪혀 어릴 적부터 해온 무용을 못하게 됐을 때였다. 여태까지의 노력이 아무 의미 없어진 것만 같아 1년가량을 우울하게 보냈다. 그래도 상황을 있는 그대로, 온전히 받아들이려 노력했다.

주저앉은 채 시간만 보낼 수는 없으니 어떻게 상황을 더 나아지게 만들 수 있을까 생각하며 다양한 경험을 시도했다. 그러다 만난 것이 바로 필라테스다. 좌절을 극복하지 못하고 계속 우울해하기만 했다면 지금의 비타민신지니도 없을 것이다.

'예전에는 많이 먹어도 살이 안 쪘는데.'

이런 생각에 우울해하지 말자. 조금만 먹어도 살찌는 것처럼 느껴진다면 '지금은 그때와 몸 상태가 다르니 체력을 더 쌓기 위해 운동해보자'라고 생각해보는 것은 어떨까? 출산 후 탄력 없는 뱃살 때문에 고민이라면 '아가씨 때는 안 이랬는데'라며 우울해하기보다 '나는 출산이라는 엄청난 경험을 했으니 지금 당장은 예전과 몸의 탄력이 다른 게 당연해. 그래도 현재 내가 할 수 있는 최선을 다해볼까?'라고 생각하며 지금 상황에서 할 수 있는 일들을 찾아보고 실천하는 것이 우선이다.

아름다운 변화의 출발점

한 가지 당부하고 싶은 것이 있다. 그렇다고 '변화는 당연한 거야'라며 자기 합리화만 하면 안 된다는 것이다. 합리화하는 순간 더 이상의 발전은 없다. 긍정적인 결과를 이끌어내려면 지금 이 상황을 있는 그대로 받아들인 다음, 한발 더 나아가 어떻게 노력할 것인지 생각해야 한다. 변화를 있는 그대로 받아들이라는 말은 과하게 살찌거나 건강이 망가져도 방치하라는 뜻이 아니다. 그건 어리석은 일이다. 변화와 상황은 받아들이되 어떤 상황에서라도 내 모습이 더욱 빛나게끔 노력해야 한다. 오늘 변하지 않으면 내일도 변하지 않는다.

진정 아름다운 사람은 흘러가는 대로 아름다운 사람이다. 세월의 흐름에 변화한 모습을 있는 그대로 받아들이고, 그 모습이 더욱 빛나려면 어떤 노력을 해야 하는지 잘 알고 있는 그런 사람 말이다. 다이어트는 단순히 살 빼는 것, 몸매를 예쁘게 만들어주는 것이 아니다. 스스로를 지금보다 더 빛나 보일 수 있게 해주는 노력이다. 혹시라도 다이어트 때문에 힘들거나, 자존감이 낮아져 우울해했던 경험이 있다면 그런 스트레스는 모두 내려놓아도 된다. 이 시간에는 지금 이 순간에만 얻을 수 있는 아름다움이 있다. 이 순간의 아름다움을 놓치지 않는 것이 더 중요하다.

+✦+ ────────────────────────────────

꾸준함이 결국 이긴다

"서두르지 말되, 멈추지 말라Sin prisa, sin pausa."

이 스페인 속담은 내 좌우명이다. 일이 계획대로 풀리지 않아 불안하고 답답한 경험이 다들 한 번쯤은 있을 것이다. 나도 그런 적이 있다. 많은 사람이 일뿐만 아니라 다이어트에서도 이런 경험을 한다. 살이 빨리 빠지면 좋겠는데, 생각만큼 빠른 효과가 보이지 않으니 조급하게 굴다가 포기해버리곤 한다.

"운동을 얼마나 해야지 살이 빠질까요?"

"꾸준히 했는데도 살이 안 빠졌어요. 왜 그럴까요?"

유튜브를 운영하며 많이 받는 질문들이다. 여기서 공식적으로 답변하자면, 이런 질문에는 정확하게 대답해줄 수가 없다. 사람마다 기본적인 몸 상태가 다 다르기 때문에 누군가는 엄청 단기간에 효과를 본 방법이 누군가에게는 엄청 오랜 시간이 걸릴 수 있다. 24시간 밀착해 생활하며 어떤 음식을 얼마나 먹고, 몇 시에 자고,

운동량은 어느 정도인지 파악하지 못한다면 답변한들 의미가 없다. 그런 질문에 대해 내가 공통적으로 해줄 수 있는 딱 하나의 진실된 답변은 "꾸준히 해보세요"뿐이다.

조급한 선택의 실패율

꾸준함은 정말 중요하다. 운동이든 공부든 하루아침에 갑자기 잘할 수는 없다. 매일매일 꾸준히 독서하고, 메모하는 습관이 쌓여야 조금씩이라도 글을 잘 쓸 수 있다. 운동도 마찬가지다. 50미터 달리기가 10초 나오던 사람이 하루 연습했다고 다음 날 갑자기 6초가 나올 수는 없다. 첫날 아주 대충 뛰었다면 가능할 수도 있겠지만 말이다.

어쨌든 모든 일에 능률은 매일의 노력이 쌓여야 향상된다. 다이어트 할 때도 매일매일 노력해야 확실한 변화를 눈으로 확인할 수 있다.

나는 다이어트 할 때 절대 기간을 짧게 잡지 않는다. 여름에 비키니를 입을 일이 있다면 겨울부터 운동을 시작한다. 3개월에서 6개월 정도 넉넉하게 기간을 잡고 미리 준비하는 것이다. 갑작스러운 상황으로 급하게 살을 빼야 하는 상황에서도 '일주일 만에 5킬로그램을 빼야 해!'라며 무리하게 다이어트 하지 않는다. 그렇게 시간을 정해놓으면 조급해지고, 또 거기에 맞추기 위해 극단적인 방법을 선택할 수밖에 없다.

서두르지 말되, 멈추지 말라

"그럼 급하게 살 빼기란 불가능한 걸까요?"

여기에 답하자면, 절대 불가능한 것은 아니지만 평소 꾸준히 관리하던 상태가 아니라면 큰 기대는 하지 말아야 한다. 짧은 시간 동안 드라마틱한 효과를 얻으려면 규칙적인 운동과 균형 잡힌 식습관이 기초가 되어야 한다. 조금씩이라도 운동하던 사람이 일주일간 바짝 운동량을 늘리고 식사량을 줄이면 눈에 띄는 변화가 있겠지만, 살아생전 한 번도 운동해본 적이 없으며 패스트푸드만 먹는 사람이 일주일 동안 바짝 운동한다고 눈에 띄게 달라지기는 어렵다.

무슨 운동이든지 조금씩이라도 꾸준히 하는 것이 가장 중요하다. 바로 효과가 나오지 않는다고 해서 우울해하거나, 변화가 없다고 포기해버리는 어리석은 결정은 하지 말자. 혹시 운태기가 와 잠시 쉬더라도 아예 모든 것을 다 놓아버리지 말고 자기 전 스트레칭이나 주 3회 산책 같은 최소한의 규칙은 지켜야 한다. 뭐든 꾸준히 해야 한다. '끈기만큼 드러나지 않는 지혜는 없다'는 말도 있지 않은가.

작은 눈덩이를 굴리다 보면 어느덧 눈사람이 되듯이, 작은 노력과 변화도 쌓이다 보면 큰 결과를 만들어준다. 꾸준히 건강하게 운동하면 내 모습은 분명 지금보다 더 멋져질 것이다. 조급해질 때마다 이 말을 기억하자. '서두르지 말되, 멈추지 말라.'

MINDSET EXERCISE

자존감을 높이는 자기 암시법

운동한다는 것은 나 자신을 사랑하고 존중하는 일이다.
다음 내용을 따라 써보며 스스로의 몸과 마음을 되돌아보자.

있는 그대로의 나를 인정한다.
....

....

나는 충분히 변화할 수 있다.
....

....

서두르지 말되, 멈추지 말라.
....

....

Part 6

피곤한 당신을 위한
폼롤러·마사지 볼 사용법

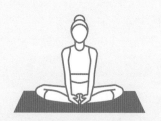

마음의 준비가 됐다면, 이제 운동을 시작할 때다. 지금부터 알려주는 것은 간단한 도구로 몸을 풀어주는 방법이다. 여기서 소개하는 폼롤러와 마사지 볼은 헬스장이나 스포츠 센터에 가지 않더라도 쉽게 구할 수 있다. 재질과 형태에 따라 여러 종류가 있으니, 각자 필요한 것으로 선택하면 된다. 이를 활용한 마사지는 주로 본격적인 운동 전후에 진행하며, 뭉친 근육을 풀어주는 데나 자세 교정에 효과적이다.

Foamroller
폼롤러

폼롤러의 종류

1. 말랑말랑한 EVA 폼롤러

말랑말랑한 재질의 폼롤러. 부드러운 쿠션감 덕에 스트레칭용 혹은 초보자용으로 적합하다. 근육이 크게 뭉쳐 있지 않고, 부드러운 자극을 원하는 사람에게 추천한다.

* 추천: 초보자, 어린아이, 노약자

2. 딱딱한 EPP 폼롤러

EVA보다 강한 재질의 폼롤러. 강한 자극을 원하는 사람, 자주 운동하는 사람에게 추천한다. 중급자 정도에게 알맞다.

* 추천: 중급자, 강사, 성인 남성

3. 울퉁불퉁한 지압 폼롤러

지압 돌기가 있는 폼롤러. 강한 지압 효과나 집중적인 자극을 원하는 사람에게 적합하다.

* 추천: 고급자, 강사, 운동선수

4. 진동 폼롤러

진동 기능이 추가된 폼롤러. 전자 제품이라 가격대가 약간 높다. 뭉친 근육을 진동으로 풀 수 있으며 세기를 조절할 수 있다는 장점이 있다.

* 추천: 물리 치료용

폼롤러의 효과

운동 전후에 폼롤러로 마사지하면 과긴장한 근육을 풀어줄 수 있다. 폼롤러는 밸런스 도구의 성격 또한 가지고 있어, 밸런스를 잡는 동작을 할 때 보다 더 많은 근육을 사용할 수 있게 도와준다. 폼롤러 마사지로 굽은 등 같은 나쁜 자세를 효과적으로 개선할 수 있다.

1. **Massage**
폼롤러 활용 마사지

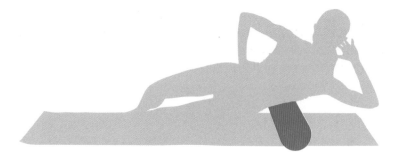

1. 등 근육 마사지
2. 광배근 마사지
3. 옆쪽 허벅지 마사지(TFL 대퇴근막장근 마사지)
4. 앞쪽 허벅지 마사지(대퇴사두근 마사지)
5. 안쪽 허벅지 마사지(내전근육 마사지)
6. 허벅지 뒷근육 마사지(햄스트링 마시지)

TIP

♦ 모든 마사지는 운동 전후에 하면 더욱더 효과적이다.

♦ 근육이 뭉친 부위나 통증이 있는 부분을 지그시 압박하면
  근육이 더욱더 잘 이완된다.

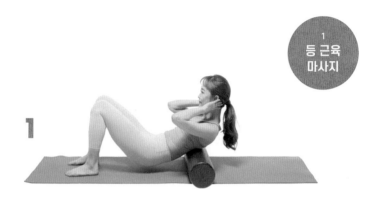

1
등 근육
마사지

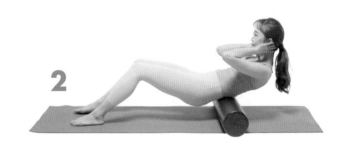

동작	❶ 폼롤러를 가로로 놓고, 날개뼈 아래 등 부분에 닿게 한다.
	❷ 엉덩이를 살짝 띄우고 천천히 롤링하며 근육을 풀어준다.
횟수	20~30회
효과	• 굳어 있는 등 뒤쪽 근육을 부드럽게 풀어준다.
	• 장시간 앉아서 일하는 사람들에게 효과적이다.

2
광배근
마사지

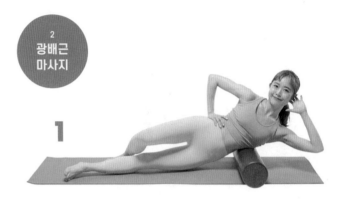

1

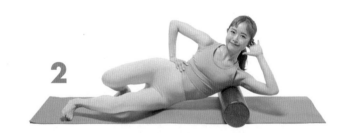

2

동작	❶ 옆으로 누운 상태에서 한 손은 머리 뒤, 한 손은 골반 위에 놓는다.
	❷ 위에 있는 무릎을 굽힌 후 광배근 아랫부분에 폼롤러를 놓아 천천히 롤링하며 근육을 풀어준다.
횟수	양쪽 20~30회
효과	• 상체를 많이 쓰는 스포츠인이나 어깨가 심하게 내려간, 처진 어깨인 사람에게 효과적이다.

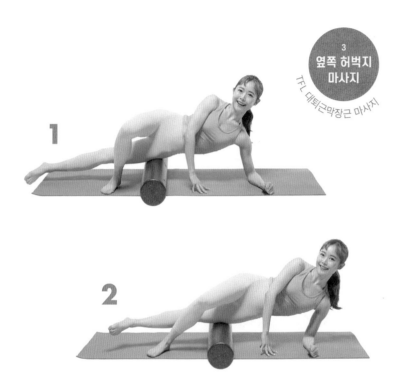

3
옆쪽 허벅지
마사지

TFL 대퇴근막장근 마사지

1

2

동작	❶ 허벅지 바깥쪽이 폼롤러 위에 닿게끔 자세를 잡고, 마사지하지 않는 쪽 다리를 앞으로 내딛어 지탱한다.
	❷ 폼롤러를 위아래로 굴리며 허벅지 바깥근육을 마사지해준다.

횟수	양쪽 20~30회

효과	• 툭 튀어나온 허벅지 옆쪽 살을 정리하는 효과가 있다.
	• 승마살을 정리해 다리 라인을 매끈하게 만들 수 있다.

4
**앞쪽 허벅지
마사지**

대퇴사두근 마사지

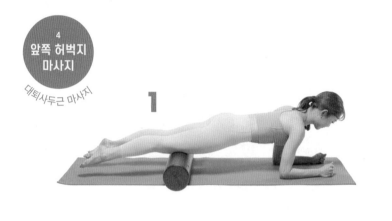

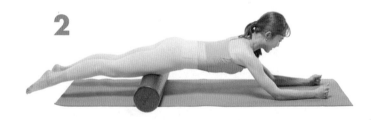

동작	❶ 허벅지 앞쪽이 닿게끔 폼롤러 위에 엎드린다.
	❷ 몸을 위아래로 움직여 허벅지 앞쪽 근육을 전체적으로 마사지한다.
횟수	20~30회
효과	• 뭉친 허벅지 근육을 풀어줘서 다리 전체 혈액순환에 도움이 된다.
	• 툭 튀어나온 허벅지 앞쪽이 날씬해지는 효과가 있다.

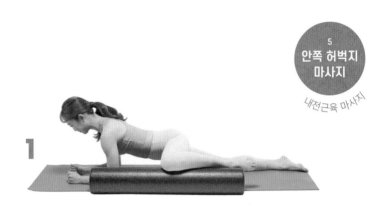

5
안쪽 허벅지
마사지

내전근육 마사지

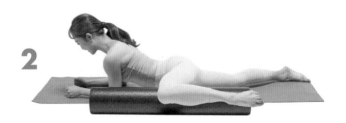

동작	❶ 엎드린 자세에서 한쪽 무릎을 구부려 폼롤러 위에 올린다.
	❷ 몸을 좌우로 움직이며 허벅지 안쪽 근육을 전체적으로 마사지한다.
횟수	양쪽 20~30회
효과	• 타이트해진 안쪽 허벅지 근육을 풀어주고, 유연성도 길러준다.
	• 골반 불균형을 바로잡아준다.

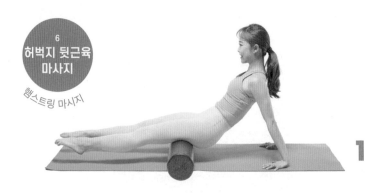

6
**허벅지 뒷근육
마사지**
햄스트링 마사지

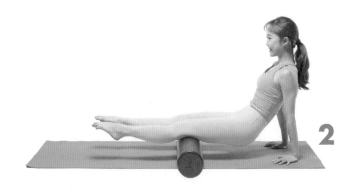

동작   ❶ 폼롤러를 엉덩이 아래, 허벅지 뒤 근육에 놓고 앉는다.
            ❷ 천천히 위아래로 움직이며 근육을 풀어준다.

횟수   20~30회

효과   • 과격한 운동 뒤에도 허벅지 근육이 심하게 뭉치지 않도록 도와준다.
            • 다리 라인을 정리해준다.

2. **Weight Training**

폼롤러 활용 근력 동작

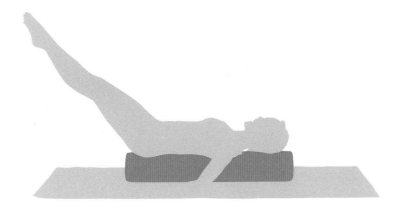

1. 레그 톱Leg Top
2. 암 서클Arm Circle
3. 레그 업 앤 다운Leg Up & Down
4. 브리지 힙 업Bridge Hip Up

1
레그 톱

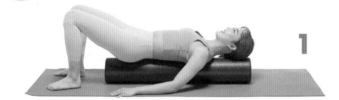

1

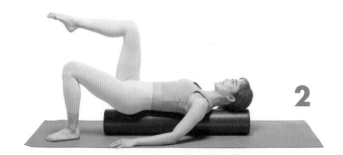

2

동작

❶ 폼롤러를 세로로 놓고 끄트머리에 앉아서 꼬리뼈부터 뒤통수까지 닿을 수 있게끔 천천히 눕는다.

❷ 허리가 뜨지 않게 최대한 복부에 힘을 준 상태에서 내쉬는 호흡에 한 다리씩 천천히 그대로 들어준다.

❸ 두 다리를 모두 들었으면 중심을 잡고 10초에서 20초 정도 복부의 힘으로 버틴다.

❹ 다시 호흡을 내뱉으며 한 다리씩 내리고 시작 자세로 돌아와 동작을 반복한다.

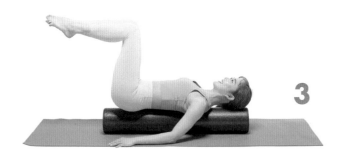

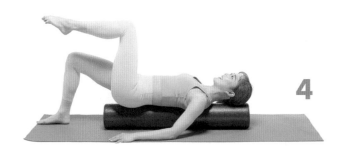

횟수	20~30회
효과	• 복부의 탄력이 길러지면 아랫배가 납작해진다.

2
암 서클

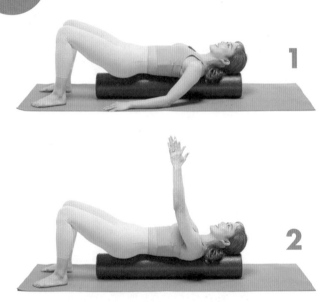

1

2

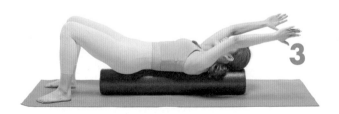

3

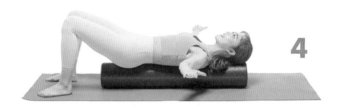

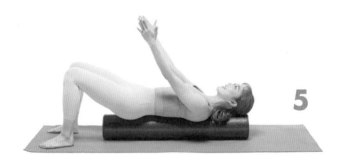

동작	❶	폼롤러를 세로로 놓고 끄트머리에 앉아서 꼬리뼈부터 뒤통수까지 닿을 수 있게끔 천천히 눕는다.
	❷	양 손바닥이 서로 마주보는 상태로 손끝을 천장 위로 뻗어준다.
	❸	마시는 호흡에 양팔을 머리 위로 올린다.
	❹~❺	내쉬는 호흡에 원을 그리듯 양팔을 바깥쪽으로 크게 돌려 시작 자세로 돌아온다.
횟수		위에서 아래로 10번, 아래에서 위로 10번 반복한다.
효과		• 굳어 있는 날개뼈를 부드럽게 풀어준다.
		• 어깨 관절을 풀어줘 운동 전후 부상 방지에 효과적이다.

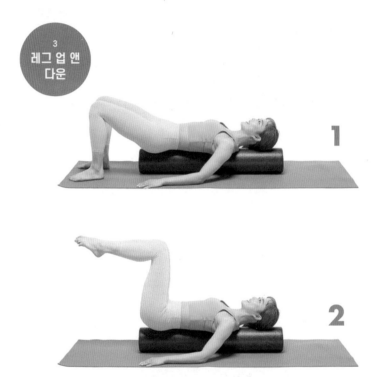

3 레그 업 앤 다운

동작

❶ 폼롤러를 세로로 놓고 꼬리뼈부터 뒤통수까지 닿게끔 누워 양손은 바닥을 짚는다.

❷ 직각으로 굽힌 무릎을 그대로 들어올린다.

❸ 마시는 호흡에 다리를 천장 쪽으로 쭉 뻗는다.

❹ 내쉬는 호흡에 다리를 45도 밑으로 내려준다.

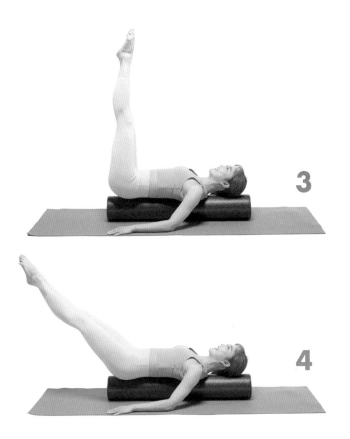

횟수   10~20회

효과   • 복부 아래쪽을 탄탄하게 만들어준다.

주의

♦ 허리가 꺾이지 않는 범위까지만 다리를 내려준다.

♦ 다리를 쭉 펴기가 힘들다면 무릎을 약간 굽혀도 괜찮다.

4
브리지
힙 업

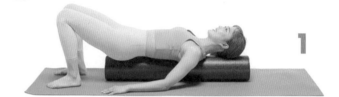

1

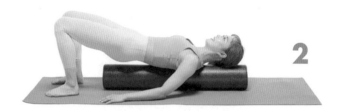

2

동작

❶ 폼롤러를 세로로 놓고 꼬리뼈부터 뒤통수까지 닿게끔 누운 뒤, 마시는 호흡에 준비한다.

❷ 내쉬는 호흡에 척추를 하나씩 분절하며 바닥에서 떼어낸다.

❸ 엉덩이를 위로 올려 허벅지부터 복부까지 최대한 직선이 되게 펴준다.

❹ 마시는 호흡과 함께 다시 척추를 하나씩 내리며 시작 자세로 돌아온다.

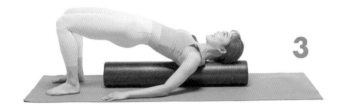

3

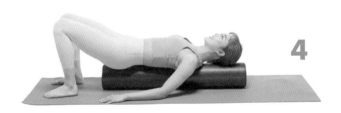

4

횟수   10~20회

효과   • 굳어 있는 척추를 부드럽게 풀어준다.

            • 처진 엉덩이가 볼륨 업 된다.

            • 허벅지 뒤쪽 살이 날씬해진다.

Massage ball
마사지 볼

마사지 볼의 종류

1. 사탕 같은 싱글 볼

테니스공보다 약간 작다. 크기가 작고 한손에 들어오기 때문에 휴대가 간편하다.

2. 땅콩 같은 피넛 볼

마사지 볼 두 개가 연결돼 땅콩처럼 생긴 공. 싱글 볼보다 한 번에 더 많은 부위를 마사지할 수 있다.

3. 울퉁불퉁한 지압 볼

튀어 나온 돌기 덕에 깊은 근육까지 섬세하게 마사지할 수 있다.

4. 진동 마사지 볼

다른 마사지 볼에 비해 크기가 조금 큰 편이다. 대개 충전식으로, 진동으로 마사지할 수 있으며 강도 조절도 가능하다.

마사지 볼 효과

뭉친 근육을 풀어줄 때 주로 사용하는 마사지 볼은 물 세척이 가능하므로 청결하게 사용할 수 있다. 휴대가 용이해 비행기나 사무실 등에서도 자유롭게 활용 가능하다. 자세 교정이나 통증 개선은 물론 목이나 어깨 결림을 풀어주는 데 효과적이다.

1. **Massage**
마사지 볼 활용 마사지

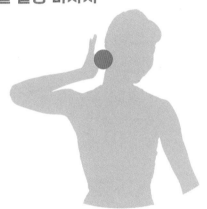

1. 올라간 어깨 마사지(견갑거근 마사지)
2. 날개뼈 주변 마사지(능형근 마사지)
3. 말린 어깨 마사지(소흉근 마사지)
4. 골반 마사지(장골근 마사지)
5. 발바닥 근막 마사지
6. 목덜미 근육 마사지(SCM 마사지)

(TIP)──────────────────────────────

◆ 멈추지 않고 편안한 호흡을 유지한다.

◆ 30분 이상 마사지를 지속하지 않는다.

◆ 근육이 짓눌리는 과도한 압박을 주지 않는다.

◆ 반대편도 동일하게 실시한다.

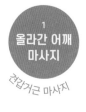

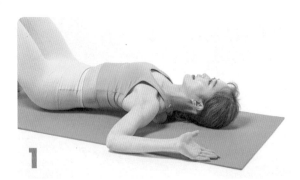

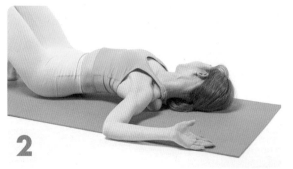

동작	❶ 누운 상태에서 오른쪽 날개뼈 위에 마사지 볼을 놓고 팔을 ㄴ 자 모양으로 접어 올린다.
	❷ 편안한 호흡과 함께 공 반대쪽을 바라보며 잠시 머무른다.
시간	양쪽 3~5분
효과	• 승모근이 과하게 발달했거나 평소 두통이 심한 사람들에게 효과적인 동작이다.

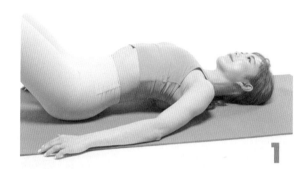

2
날개뼈 주변 마사지
능형근 마사지

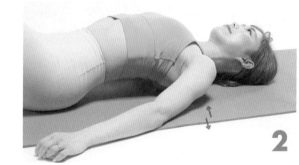

TIP
날개뼈가 공에 과하게
눌리지 않게 주의한다.

동작	❶ 누운 상태에서 날개뼈 안쪽 움푹 파인 곳에 마사지 볼을 끼워준 후, 편안히 숨을 들이마시고 내쉬면서 천천히 힘을 빼며 잠시 머무른다.
	❷ 가능하다면 몸을 좌우로 조금씩 움직이며 마사지한다.
시간	양쪽 3~5분
효과	• 평소 어깨가 자주 뭉치거나 결리는 사람들에게 추천하는 동작이다. 무거운 어깨를 가볍게 만들어준다.

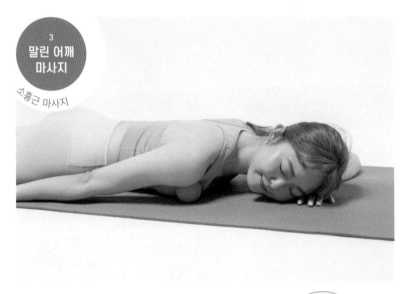

3
말린 어깨 마사지

소흉근 마사지

TIP
호흡을 충분히 이어가며 근육이 이완될 수 있게끔 한다.

동작 ❶ 엎드린 상태에서 가슴 위쪽에 마사지 볼을 놓고 잠시 머물러준다.

시간 양쪽 3~5분

효과 • 말린 어깨를 열어준다.
　　　　• 어깨 위 통증을 완화시킨다.

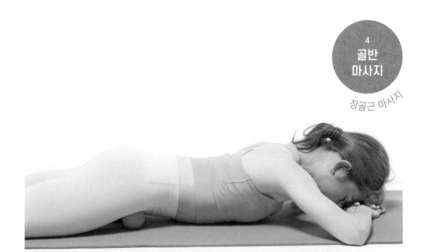

4
골반
마사지

장골근 마사지

동작   ❶ 엎드린 상태에서 골반뼈 바로 아래 마사지 볼을 끼워준 채 잠시 머무른다.

시간   양쪽 3~5분

효과   • 골반통을 완화시켜준다.

　　　　　• 골반 교정 효과가 있다. 특히 심한 오리 엉덩이 체형을 효과적으로 교정해준다.

5
발바닥
근막 마사지

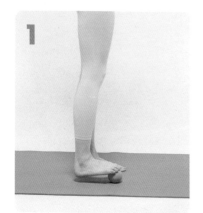

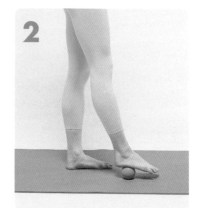

동작   ❶ 한쪽 발바닥 밑에 마사지 볼을 놓고 곧게 선다.
            ❷ 발바닥 전체를 롤링 하며 마사지해준다.

시간   양쪽 3~5분

효과   • 혈액순환이 원활하게 도와준다.
            • 몸 전체의 피로를 풀어준다.

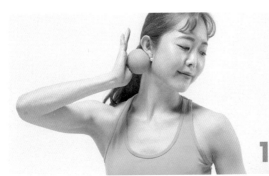

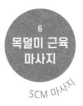

6
목덜미 근육 마사지

SCM 마사지

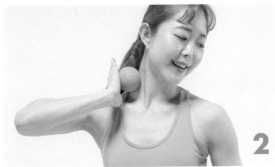

동작	❶ 편히 앉아 마사지 볼을 귀 밑에 갖다댄다.
	❷ 귀 밑쪽부터 쇄골 끝쪽까지 공을 롤링하며 부드럽게 마사지해준다.
횟수	양쪽 20~30회
효과	• 거북목을 교정해준다.
	• 두통이 좋아진다.

Part 7

하루에 하나씩,
일상 속 운동 2주 프로그램

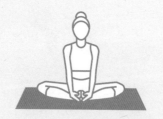

운동을 시작하는 사람들에게는 무엇보다 쉽고 재밌게 운동하는 방법을 정확히 알려주는 일이 필요하다. 이 장에서는 어떻게 시작해야 할지 모르는 사람들을 위해 일상에서 쉽게 따라 할 수 있는 운동 동작을 구성했다. 하루에 한 동작씩 2주 동안 진행하는 운동으로, 일부러 시간을 내거나 힘을 들이지 않아도 실생활에서 간편하게 진행할 수 있는 유용한 방법이다. 간단하지만 꼭 필요한 동작들이니 매일매일 따라 하다 보면 저절로 건강한 운동 습관이 생길 것이다.

기상

인어 자세(Mermaid)

성인 평균 수면 시간은 일곱 시간에서 여덟 시간 정도인데, 우리는 이 긴 시간 중에 좋지 않은 자세로 자기도 한다. 누구나 한 번쯤 자고 일어나 허리나 목, 어깨에서 통증이 느낀 경험이 있을 것이다. 일어나자마자 몸이 뻐근할 때 이 동작을 추천한다. 척추 사이사이의 근육을 늘려 허리 통증을 완화시킬 뿐만 아니라 뭉친 허리 옆 근육을 풀어줌으로써 예쁜 옆구리 라인까지 얻을 수 있다.

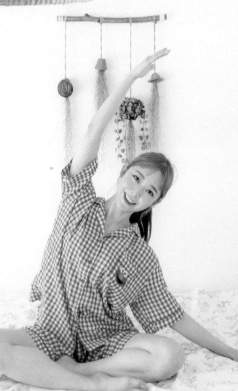

√ 자는 동안 굳은 척추 사이사이를 풀어준다.

√ 척추의 가동범위(움직이는 범위)를 늘려줌으로써 허리 통증을 완화시킬 수 있다.

√ 옆구리 살이 빠져 허리가 잘록해지는 효과도 얻을 수 있다.

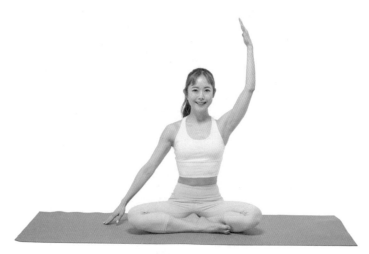

1 가부좌 상태로 앉아서 마시는 호흡에 왼팔을 둥그렇게 위로 올린다.

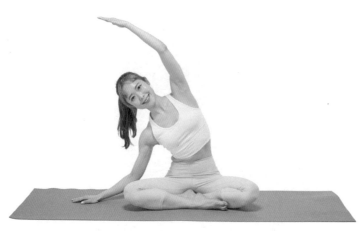

2 숨을 내쉬면서 상체를 오른쪽으로 기울여 척추 사이사이를 늘려준다.

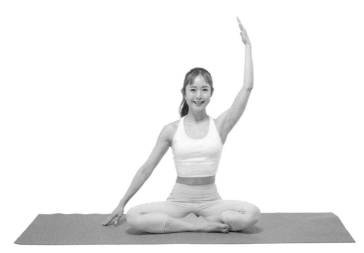

3 마시는 호흡에 다시 상체를 세워 올라온다.

X 양쪽 5~8회

♦ 동작할 때 엉덩이가 바닥에서 뜨지 않도록 양쪽 엉덩이를 바닥에 지긋이 눌러줘야 한다.

♦ 팔을 위로 올릴 때 어깨가 과하게 올라가지 않게 주의한다.

♦ 꼭 호흡과 함께한다. 숨을 제때 들이마시고 내쉬어야 더 정확한 근육의 수축과 이완 효과를 얻을 수 있다.

양치

한 발 들어 중심 잡기

DAY
2
2일 차

오른쪽과 왼쪽 다리의 근육 균형이 맞지 않으면 골반이 틀어진다. 골반 교정을 원하는 사람들은 하루에 딱 3분씩 3개월만 이 동작을 해보자. 아침 양치할 때 하면 딱이다. 틀어진 골반이 바로 맞춰질 뿐만 아니라 목과 허리의 통증까지 개선되는 놀라운 효과를 느낄 수 있을 것이다.

√ 골반이 올라가 있는 쪽 다리의 약화된 고관절 앞쪽 근육을 강화시켜주고, 반대로 골반이 더 내려가 있는 쪽 엉덩이 근육의 지탱하는 힘을 길러줌으로써 골반 불균형을 바로잡아준다.

√ 몸의 밸런스를 잡기 위해 복부 힘이 쓰이면서 축 늘어진 복부를 효과적으로 탄탄하게 만들어준다.

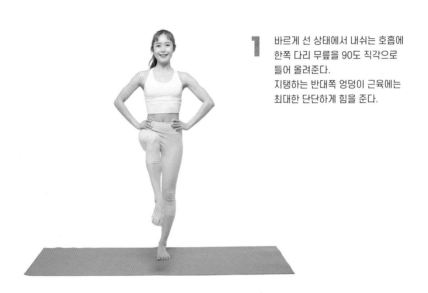

1 바르게 선 상태에서 내쉬는 호흡에
한쪽 다리 무릎을 90도 직각으로
들어 올려준다.
지탱하는 반대쪽 엉덩이 근육에는
최대한 단단하게 힘을 준다.

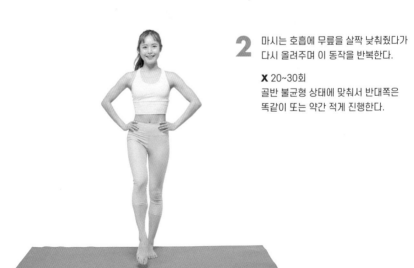

2 마시는 호흡에 무릎을 살짝 낮춰줬다가
다시 올려주며 이 동작을 반복한다.

X 20~30회
골반 불균형 상태에 맞춰서 반대쪽은
똑같이 또는 약간 적게 진행한다.

(TIP)

셀프 골반 불균형 체크 방법

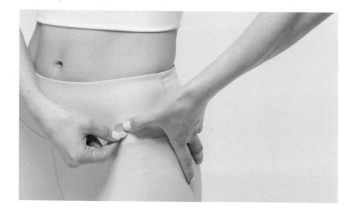

1. ASIS라고 하는 앞쪽 골반뼈(18쪽 참조)에 각각 빨간 스티커를 붙이고 양 위치를 비교한다.

2. 골반뼈가 더 올라간 쪽 다리 무릎을 앞으로 들어올린다. 동작을 20~30회 반복한다.

3. 반대쪽은 10회만 동작을 진행한다.

♦ 골반 불균형 상태일 때 오른쪽, 왼쪽 개수를 서로 다르게 진행하면 틀어진 골반을 더 효과적으로 맞출 수 있다. 틀어지지 않았다면 양쪽의 개수를 똑같이 진행한다.

세수 후
수건 돌리기

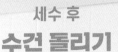

우리는 평상시 어깨가 안으로 말리고 등이 굽은 자세를 많이 취한다. 반대로 늘려주는 동작은 거의 하지 않는다. 시간을 따로 내기 어렵다면 매일 세수 전후에 이 동작을 해보자. 처음에는 수건을 잡고 팔을 올린 상태조차 힘들 수 있지만 점차 수건을 짧게 잡을 수 있을 것이다.

DAY
3
3일 차

√ 말린 어깨를 열어줌으로써 굽은 등을 펴준다.

√ 어깨 관절을 부드럽게 만들어준다.

√ 오십견을 예방해준다.

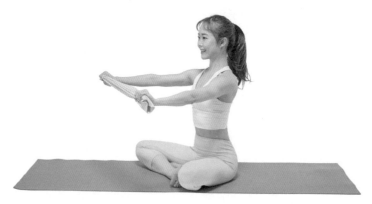

1 마시는 호흡에 양 손으로 수건의 끝 쪽을 잡고 가슴 앞으로 뻗는다.

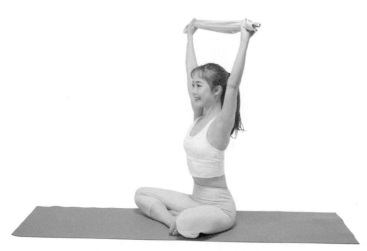

2 내쉬는 호흡에 수건을 위로 들어 올려준다.

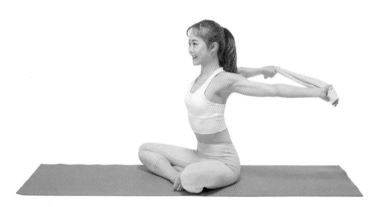

3 2번 동작과 연결해 자연스럽게 수건을 몸통 뒤까지 돌려준다.
다시 들이마시고 내쉬는 호흡과 함께 제자리로 돌아온다.

X 10회

◯ 주의

♦ 승모근이 과하게 수축되지 않게 주의한다.

♦ 초보자들은 수건을 대각선으로 길게 만들어 잡아준다.

♦ 어깨의 가동 범위가 나오지 않아 수건을 몸통 뒤로 돌리기가 어렵다면 양팔을 만
세할 때처럼 위로 올려준 상태까지만 진행한다. 한 번에 무리하지 않고 점차 범위
를 늘려가보자.

핸드백 들 때
승모근 스트레칭

DAY
4
4일 차

많은 사람이 가방을 한쪽 어깨로만 메는 습관을 갖고 있다. 이런 습관은 정면에서 볼 때 어깨의 높이가 달라 보이게 만들 수 있다. 이 밖에도 육아나 잦은 집안일 때문에 승모근이 뭉칠 수 있는데, 승모근 뭉침은 어깨 통증과 두통에 더해 심하게는 구토 증상까지 이어진다. 승모근 스트레칭을 부지런히 하면 이런 증상들을 막을 수 있다. 꾸준한 승모근 스트레칭은 상체의 라인 개선에도 크게 도움이 될 것이다.

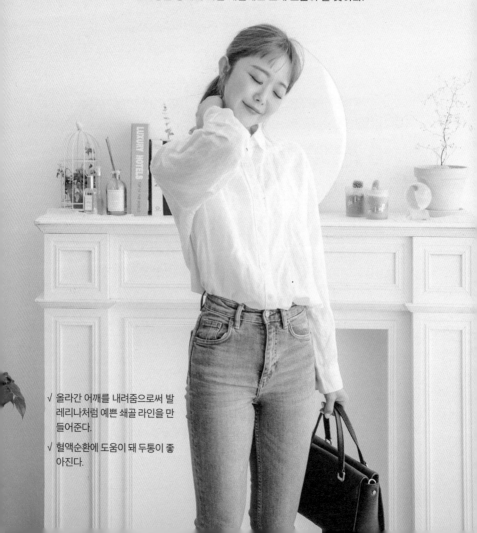

√ 올라간 어깨를 내려줌으로써 발레리나처럼 예쁜 쇄골 라인을 만들어준다.

√ 혈액순환에 도움이 돼 두통이 좋아진다.

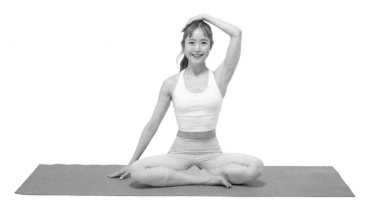

1 마시는 호흡에 오른손으로 머리 옆 부분을 잡아준다.

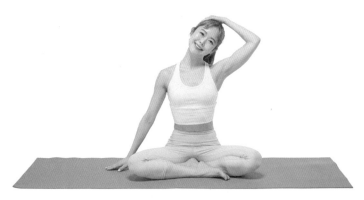

2 내쉬는 호흡에 머리를 오른쪽으로 낮춰주며 왼쪽 어깨를 최대한 밑으로 끌어내린다.
호흡과 함께 20~30초 정도 머물러준다.

X 양쪽 2~3세트

주의

♦ 어깨가 함께 딸려 올라가지 않게 주의하자. 어깨를 꼭 반대쪽 아래로 내려준 채로
스트레칭 하자.

(TIP)

어깨 불균형 체크 방법

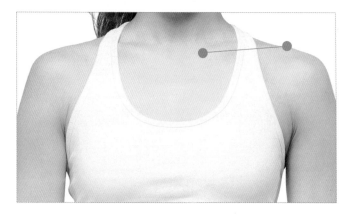

1. 쇄골의 안쪽과 바깥쪽에 각각 스티커를 붙이자.
   이상적인 쇄골 높이는 안쪽보다 바깥쪽 스티커가 5도 정도 살짝 위로 올라가 있다.

2. 거울로 볼 때 5도보다 더 높거나 반대쪽에 비해 확연히 높은 쪽이 있다면 더 높은
   쪽 어깨의 승모근 스트레칭을 10회 진행한다.

3. 반대쪽은 3회만 동작을 진행한다.

♦ 가방을 주로 메는 쪽의 승모근이 과하게 긴장해 어깨가 위로 올라가 있을 가능성이
  크다. 올라간 어깨 쪽 승모근을 더 많이 늘려주면 어깨 높낮이 교정에 효과적이다.

하이힐 신을 때
한 다리 접어 당기기

하이힐을 자주 신거나 장시간 서 있는 사람들, 혹은 집안일을 과하게 하는 사람들은 다리가 자주 붓는다. 이 스트레칭 동작은 뭉친 종아리 근육을 늘려줌으로써 원활한 혈액순환을 도와준다. 아침에 일어나서, 자기 전에 이 동작을 해보자. 종아리 근육뿐만 아니라 허벅지 뒤쪽 근육까지 이완돼 다리 라인이 예쁘게 정리될 것이다.

√ 발목, 무릎, 고관절을 풀어 다리 전체의 혈액순환을 도와준다.
√ 다리 전체의 피로감을 풀어주고 부종을 없애는 데 효과적이다.
√ 다리 라인이 매끈해진다.

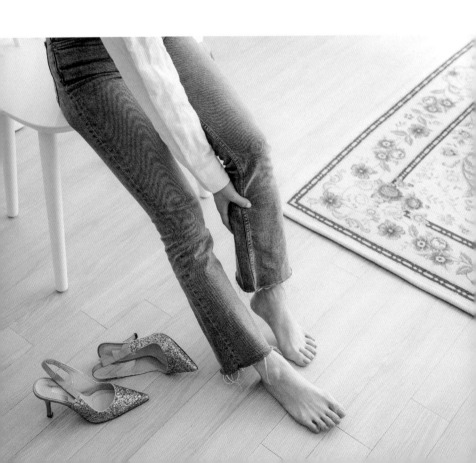

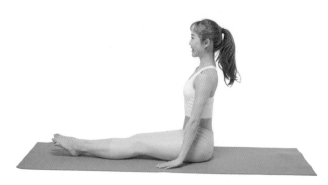

1 허리를 세우고 바른 자세로 앉아 두 다리를 앞으로 뻗는다.

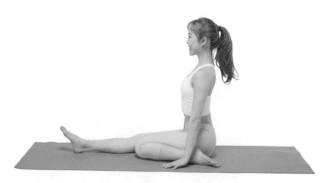

2 왼 무릎을 접어 뒤꿈치를 엉덩이 옆으로 가져온다.

TIP

♦ 엉덩이가 과하게 뜬다면 뻗은 쪽 다리 엉덩이 밑에 수건을 깔아 골반 높이를 맞춰
  줄 수 있다.

♦ 양손으로 발볼을 잡기가 힘들다면 수건이나 세라밴드를 발끝에 걸어 잡아당기자.

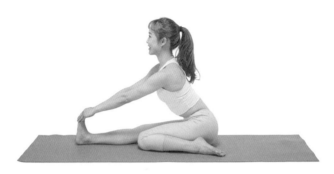

3 마시는 호흡에 양손으로 오른쪽 발볼을 잡아당긴다.

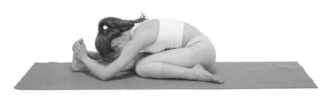

4 내쉬는 호흡에 이마가 정강이에 가까워지게 상체를 숙이고
20~30초 정도 유지한다.

X 양쪽 2~3세트

(주의)

♦ 허리 디스크가 있는 사람은 무리해서 상체를 숙이지 말고 등을 편 상태에서 동작을
유지한다.

서 있을 때
엉덩이 조여 를르베업

DAY 6
6일 차

장시간 앉아 있는 사람들은 허벅지 근육을 사용할 일이 많지 않아 안쪽 허벅지 근육이나 속근육(코어 근육)이 약화돼 있을 가능성이 크다. 앉아서 일하는 직장인 혹은 허벅지 안쪽 살 때문에 고민이 많은 사람들에게 추천하는 동작이다. 출근길 지하철을 기다리는 시간을 활용해보자. 집에서도 벽을 잡고 따라 할 수 있으니 장소에 구애받지 말고 틈새 운동으로 해보자.

√ 발목 주변 관절을 강화하며 허벅지 안쪽과 엉덩이 근육도 탄탄하게 만든다.

√ 허벅지 안쪽 살을 빼는 데 효과적이며 처진 엉덩이를 올려준다.

√ 복부에도 함께 힘주며 동작하면 더욱 효과적이다.

* 를르베업 : 발뒤꿈치로 강하게 바닥을 누르며 올라오는 발레 동작의 하나

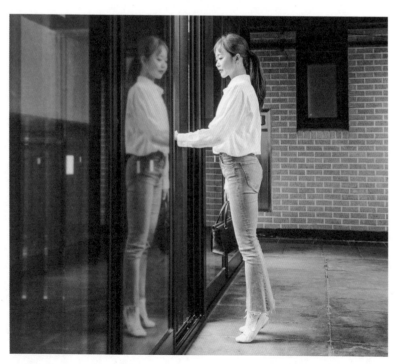

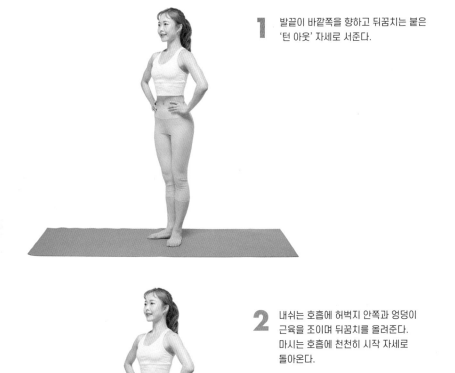

1 발끝이 바깥쪽을 향하고 뒤꿈치는 붙은 '턴 아웃' 자세로 서준다.

2 내쉬는 호흡에 허벅지 안쪽과 엉덩이 근육을 조이며 뒤꿈치를 올려준다. 마시는 호흡에 천천히 시작 자세로 돌아온다.

X 20~30회

(주의)

♦ 엉덩이나 허벅지에 힘주지 않고 발목만 움직이면 종아리 근육에만 힘이 들어갈 수도 있다.

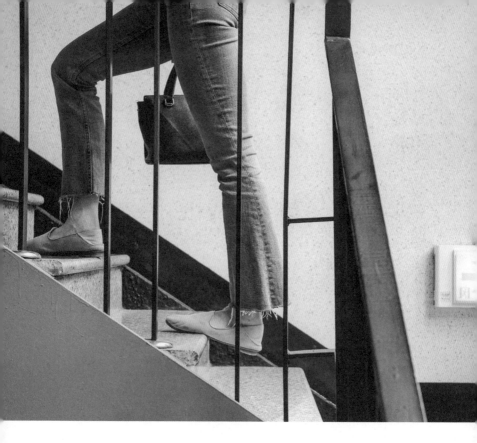

계단 오를 때
종아리 늘리기

DAY
7

7일 차

우리는 평소에 걸어 다니며 하체 근육을 많이 사용하지만, 따로 스트레칭 하는 사람은 거의 없다. 계단을 오를 때 또는 에스컬레이터를 탈 때처럼 잠시 멈춰 있을 때 계단의 턱으로 스트레칭 해보자. 분명 종아리만 늘렸는데 목, 어깨뿐만 아니라 머리까지 맑아지는 신세계를 경험할 수 있을 것이다.

√ 뭉친 종아리 근육과 함께 다리의 피로감을 풀어준다.

√ 뭉쳐 있는 종아리 근육과 아킬레스건을 늘려주며 다리의 길이를 맞춰주는 동시에 골반의 틀어짐도 바로잡을 수 있다.

√ 종아리 근육을 늘려주기 때문에 다리 라인이 매끈하게 정리된다.

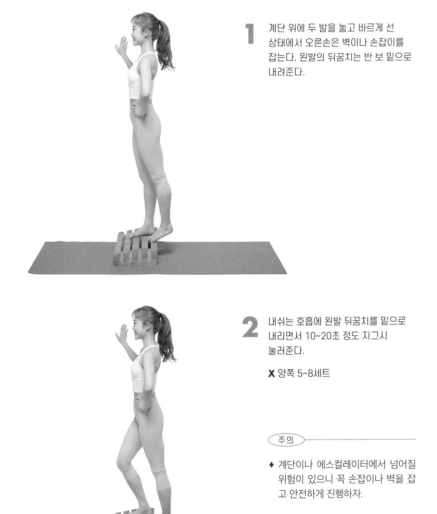

1 계단 위에 두 발을 놓고 바르게 선 상태에서 오른손은 벽이나 손잡이를 잡는다. 왼발의 뒤꿈치는 반 보 밑으로 내려준다.

2 내쉬는 호흡에 왼발 뒤꿈치를 밑으로 내리면서 10~20초 정도 지그시 눌러준다.

X 양쪽 5~8세트

(주의)

♦ 계단이나 에스컬레이터에서 넘어질 위험이 있으니 꼭 손잡이나 벽을 잡고 안전하게 진행하자.

오래 앉아 있을 때
W 등 모으기

|

DAY
8
8일 차

서너 시간 같은 자세로 앉아 있으면 등이 굽어 어깨가 아프기 마련이다. 컴퓨터로 업무를 보거나 작업할 때도 마찬가지다. 대다수의 직장인이 어깨는 안으로 말리고 날개뼈는 서로 멀어진 체형을 갖고 있다. 이런 사람들에게는 등 뒤를 강화하고 날개뼈 사이를 가까이 조여주는 운동이 필요하다.

√ 등 근육을 강화해 굽은 등을 열어준다.
√ 말린 어깨를 펴주는 데 효과적이다.

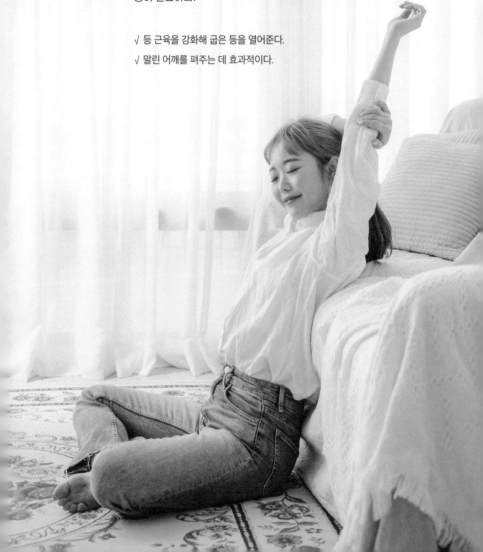

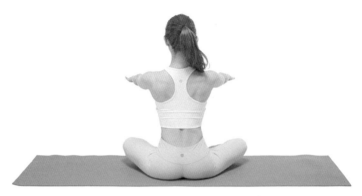

1 마시는 호흡에 손바닥을 아래로 두고 양팔은 앞으로 뻗어준다.

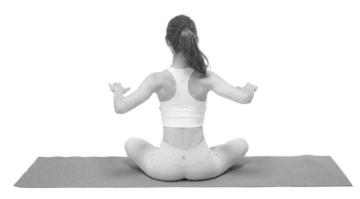

2 내쉬는 호흡에 양 팔꿈치를 뒤로 밀어 전체적으로 W 모양을 만들어준다.
날개뼈를 최대한 조이며 날개뼈 사이 근육의 자극을 느낀다.

X 20~30회씩 2~3세트

TIP

♦ 더 강한 자극을 원한다면 밴드를 잡고 해보자.

의자에서 업무 중
스쿼트

DAY
9
9일 차

스쿼트는 헬스장에서만 할 수 있는 운동이 아니다. 의자만 있다면 직장에서 일하다가도, 집에서 공부하면서도 언제든지 스쿼트를 할 수 있다. 스쿼트로 허벅지 근육을 강화시키면 큰 근육의 지방이 연소되며 전체적으로 살이 빠지는 효과가 있다. 시간을 따로 내서 운동하기가 힘든 사람이라면 스쿼트 틈새 운동을 추천한다. 다이어트에도 크게 효과가 있을 것이다.

√ 몸통을 제어하기 위해 코어 근육이 사용된다.
√ 처진 엉덩이를 애플 힙으로 만들어준다.
√ 하체 전체 지방을 연소시켜 허벅지 전체를 날씬하게 만들어준다.

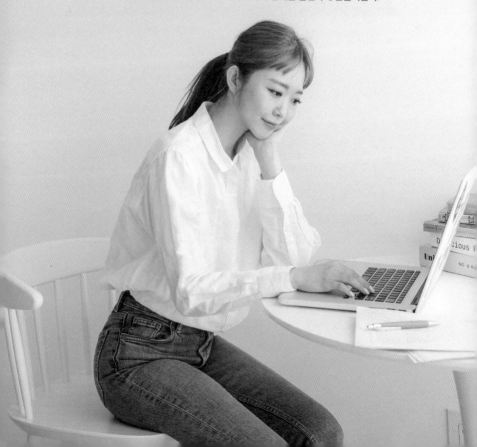

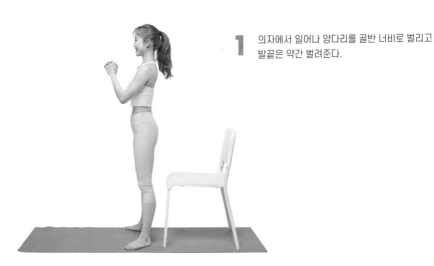

1 의자에서 일어나 양다리를 골반 너비로 벌리고
발끝은 약간 벌려준다.

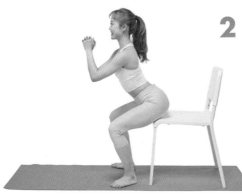

2 내쉬는 호흡에 엉덩이를 아주 살짝만
의자에 닿게끔 스쿼트 자세로 앉아준다.
양손은 가볍게 모아준다.

X 10~20회씩 2~3세트

─ 주의 ─────────

♦ 초보자라면 무릎을 약간만 굽혀
도 괜찮다.

♦ 허리가 과하게 꺾이지 않게 주의
하자.

♦ 무릎이 발끝보다 앞으로 나가지
않게 주의한다.

설거지할 때
애티튜드 스윙

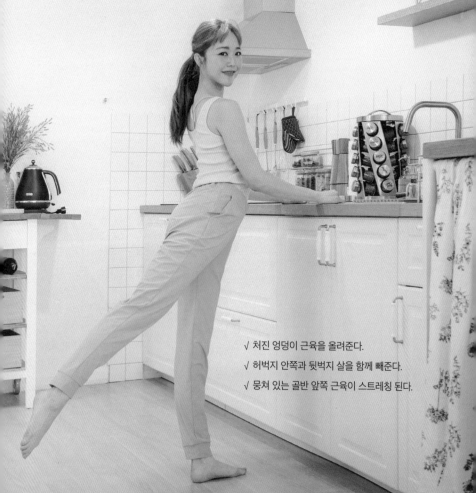

발레의 '애티튜드'라는 자세를 응용한 동작이다. 설거지하는 동안 한 자세로 오래 서 있었다면 끝나고 이 동작으로 골반 앞쪽과 뒤쪽의 모든 근육을 사용해보자.

싱크대 끝을 양손으로 잡고 동작을 이어가면 조금 더 안정적으로 하체의 움직임에 집중해 정확한 동작을 할 수 있다. 업무 중이나 집에서도 책상이나 벽을 잡고 충분히 따라 할 수 있으니 참고하자.

√ 처진 엉덩이 근육을 올려준다.
√ 허벅지 안쪽과 뒷벅지 살을 함께 빼준다.
√ 뭉쳐 있는 골반 앞쪽 근육이 스트레칭 된다.

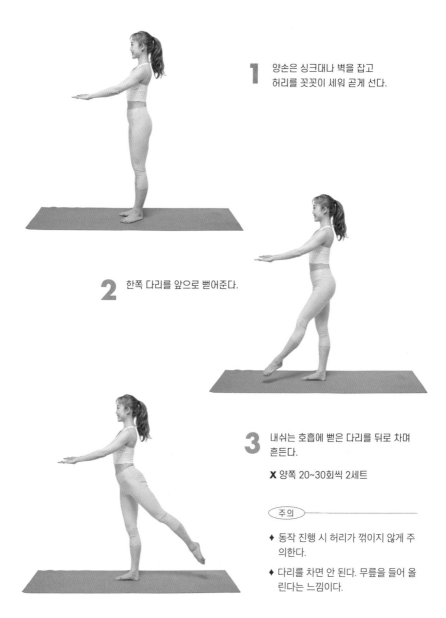

1 양손은 싱크대나 벽을 잡고
허리를 꼿꼿이 세워 곧게 선다.

2 한쪽 다리를 앞으로 뻗어준다.

3 내쉬는 호흡에 뻗은 다리를 뒤로 차며
흔든다.

X 양쪽 20~30회씩 2세트

주의

♦ 동작 진행 시 허리가 꺾이지 않게 주
의한다.

♦ 다리를 차면 안 된다. 무릎을 들어 올
린다는 느낌이다.

TV 볼 때
다리 앞뒤 스윙

DAY
11
11일 차

좋지 않은 자세로 앉아 멍 때리며 TV를 보면 일자목, 어깨 불균형 등 체형이 안 좋아진다. 이에 TV 볼 때 할 수 있는 틈새 운동을 준비했다. 그동안 그냥 누워만 있었다면, 앞으로 이 동작을 따라 하며 TV를 보면 어떨까? 눈이 즐거운 동안 몸까지 건강해져 두 마리 토끼를 잡을 수 있을 것이다.

√ 굳어 있는 고관절을 시원하게 풀어준다.
√ 다리 라인 전체를 날씬하게 만들어준다.
√ 엉덩이 살을 효과적으로 빼준다.

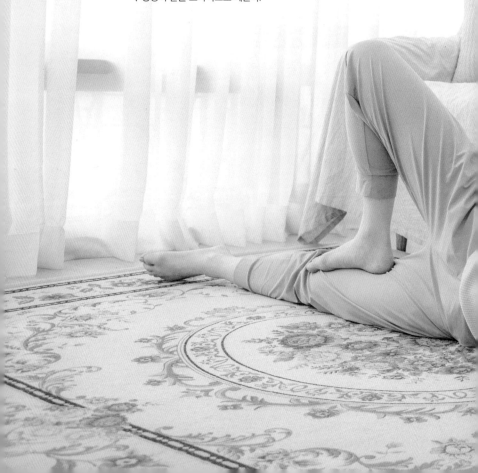

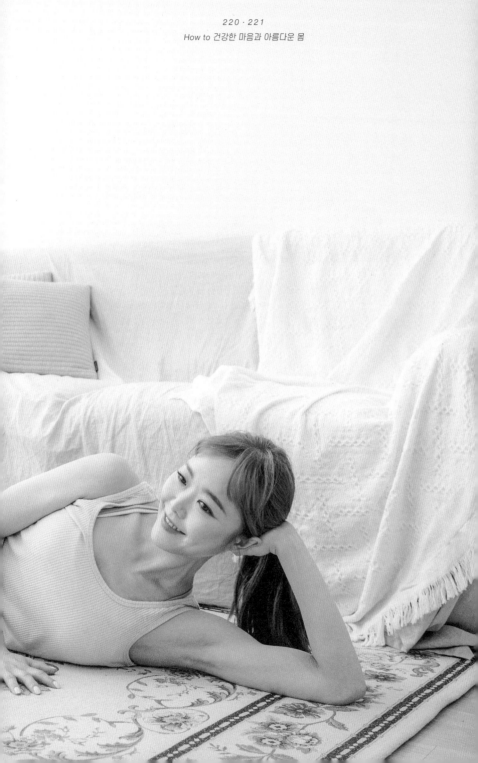

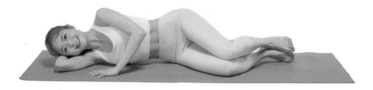

1 옆으로 오른팔을 베고 누워 양 무릎은 약간 굽혀준다.
편안히 숨을 들이마시고 내쉬면서 복부가 단단해지게 힘을 준다.

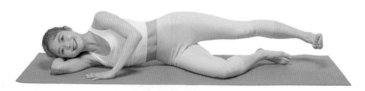

2 왼 다리를 골반 높이까지 들어올린 다음 길게 뻗어준다.

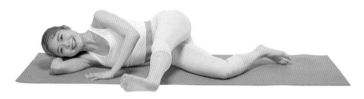

3 마시는 호흡에 다리를 앞으로 길게 밀어낸다.

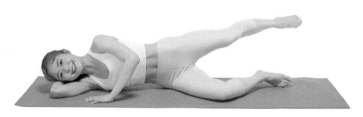

4 내쉬는 호흡에 다리를 뒤로 밀어낸다.
X 양쪽 20회

주의

♦ 골반부터 머리 위까지의 상체는 최대한 움직이지 않게 주의한다.

(TIP)

효과적인 근육과 호흡 사용법

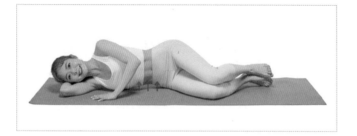

1. 옆으로 누워서 동작을 진행할 때 마치 옆구리를 바닥에서 살짝 띄워 올린다는 느낌
   으로 진행해보자. 호흡과 함께 배에 단단하게 힘을 주면, 복부가 더 탄탄하게 몸을
   지탱할 수 있어 안정성을 잡아주는 데 효과적이다.

2. 호흡을 할 때는 숨을 코로 들이마시고 입으로 내뱉어준다. 마시는 호흡에는 갈비뼈가
   옆과 뒤로 넓게 부풀려진다고 상상해보자. 내쉬는 호흡에는 배꼽이 등 쪽으로 밀착
   되는 느낌이라 생각하고 복부에 단단하게 힘을 준다.

♦ 모든 동작을 할 때 호흡과 함께하면 코어 근육을 바로잡고 과한 근육 긴장을 막아
   주는 효과가 있다.

소파에 누워서

엉덩이 힙 업 운동

DAY
12
12일 차

엉덩이 옆에 붙은 '중둔근'은 우리 몸에서 균형을 잡아주는 가장 중요한 근육이다. 평소 다리를 자주 꼬거나 짝다리를 짚는 사람은 이 근육이 약화돼 있을 가능성이 크다. 허리 통증이 심하거나 발목을 자주 삐끗하는 사람은 이 동작으로 통증을 예방할 수 있다. TV를 볼 때나 혹은 누워만 있고 싶을 때 이 동작을 해보자.

√ 약화된 엉덩이 근육을 강화시켜준다.
√ 골반 불균형을 바로잡아준다.
√ 발목을 자주 삐끗하는 사람들에게 예방 운동이 된다.

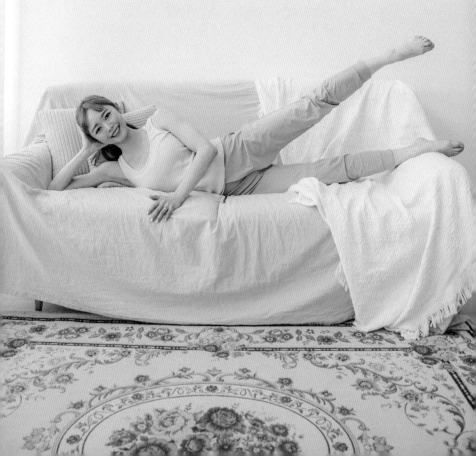

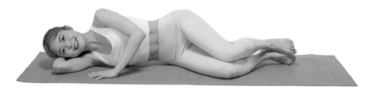

1 옆으로 오른팔을 베고 누운 다음 양 무릎은 약간 굽혀 준비한다.
편안히 숨을 들이마시고 내쉬면서 복부가 단단해질 정도로 힘을 준다.

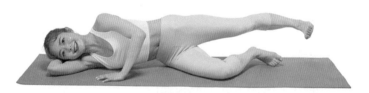

2 왼 다리를 골반 높이까지 들어 올린 다음 약간 뒤로 밀어 길게 뻗어준다.

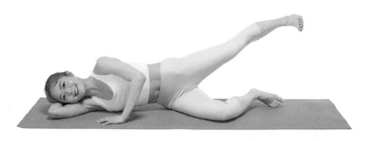

3 내쉬는 호흡에 다리를 위로 들어 올리고 5초 정도 머무른다.

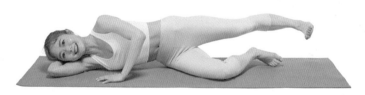

4 다시 마시는 호흡에 약간 내려준다. 반대쪽도 똑같이 진행한다.

X 양쪽 10~20회씩 2세트

TIP

♦ 너무 빠르지 않게 천천히 진행한다.

♦ 다리가 골반보다 앞쪽에서 움직이면 중둔근이 아닌 다른 근육이 움직일 가능성이 높다. 다리를 약간 골반 뒤로 밀고 동작을 하자. 그럼 타깃 근육인 엉덩이 옆쪽 근육에 더 많은 자극을 느낄 수 있다.

♦ 두 다리를 밴드로 묶고 동작해도 엉덩이 근육에 더 많은 자극을 느낄 수 있다.

청소할 때
발밑에 걸레 놓고 뒤로 밀기

DAY
13
13일 차

우리가 평소에 움직일 수 있는 것은 수많은 근육의 작용 덕이다. 근육의 움직임과 함께 이왕이면 집안일도 효율적으로 해보는 것은 어떨까? 헬스장에서 운동하는 것만큼 엄청난 효과를 얻을 수 있다.

√ 허벅지 뒤쪽 군살을 제거해준다.

√ 뭉쳐 있는 골반 앞쪽 근육을 늘려준다.

√ 다리 전체를 사용하므로 하체 혈액순환을 도와준다.

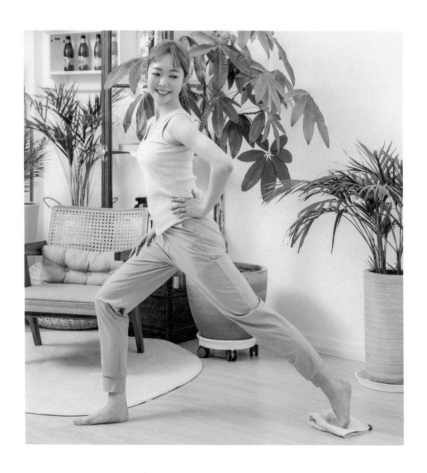

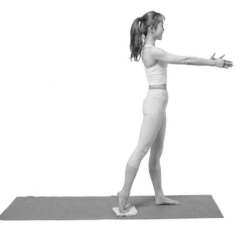

1 양팔을 앞으로 뻗은 후 왼발을
앞으로 내밀어 몸을 지지하고,
오른발은 뒤로 뻗는다.

2 내쉬는 호흡에 왼 무릎이 90도
직각이 될 때까지 오른다리를
뒤로 길게 밀어 내려간다.
양팔은 위로 뻗어 중심을 잡아준다.

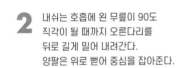

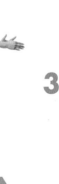

3 마시는 호흡에 다시 오른발을 앞쪽으로
끌고 오며 시작 자세로 돌아온다.

X 양쪽 10~20회씩 2세트

⎯⎯(주의)⎯⎯⎯⎯⎯⎯⎯⎯⎯

◆ 굽힐 때 무릎이 발끝보다 앞으로 나가
지 않게 주의한다.

자기 전
골반 턴 아웃 스트레칭

DAY
14
14일 차

강도 있는 동작보다는 스트레칭으로 하루를 마무리하는 것이 숙면에 더 효과적이다. 스트레칭은 긴장된 근육을 풀어줌으로써 깊이 잠들 수 있게 도와준다. 하루 5분씩만 투자해도 분명히 수면의 질이 달라질 것이다. 이 동작은 생리통 완화에도 효과적이니 그날의 스트레칭으로도 추천한다.

√ 온종일 쌓인 다리의 피로를 풀고 붓기를 빼주는 데 효과적이다.
√ 골반 주변을 편안하게 풀어줘 골반통이나 생리통에도 효과적이다.
√ 편안한 자세이기 때문에 스트레스를 완화시켜줄 수 있다.

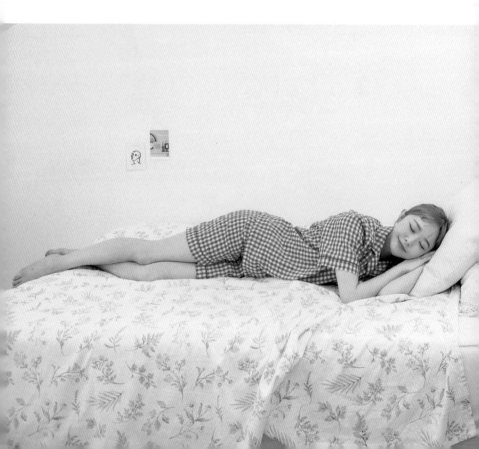

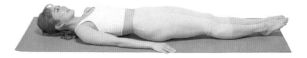

1 온몸을 길게 늘이고 똑바로 눕는다.

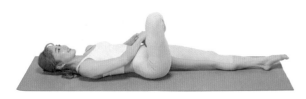

2 오른 무릎을 접어 오른발의 바깥쪽 발날을 접혀 있는
왼쪽 고관절까지 잡아당긴다.

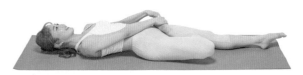

3 내쉬는 호흡과 함께 서서히 무릎을 낮추며 스트레칭 한다.
X 양쪽 30~40초씩

주의

♦ 허리가 과하게 뜨지 않게 주의한다. 허리가 심하게 뜬다면 허리 밑에 담요나 수건
을 받쳐도 좋다.

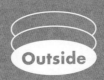

좋은 에너지를
나누는 사람

비타민신지니를 말하다

운동 크리에이터, 필라테스 강사, 요가복 모델⋯ 역할에 따라 다양한 모습을 가지고 있는
비타민신지니! 비타민신지니를 어떻게 정의할 수 있을까?

#운동_크리에이터

#기업_강의

#다이어트_커뮤니티

#필라테스_스튜디오

#다이어트_지니

#158cm

#요가복_모델

#홈_트레이닝

#필라테스_마스터

#현대무용

#Eat_Move_Love

#식습관_개선

#강강_전도사

#비타민신지니_키즈

#지도자_교육_강사

#육아_맘

#다이어트_마인드셋

#운동_용품_개발

#체형_교정_전문가

#158cm #요가복_모델

160센티미터가 채 되지 않는 158센티미터. 작은 키에도 불구하고 브랜드 요가복 모델로 활동하고 있다. 남들보다 조금 더 살쪘거나, 키가 작아 고민인 사람들에게 '할 수 있다'는 자신감을 불어넣어준다. 타고난 조건과 관계없이 많은 사람이 운동을 통해 자신감을 쌓을 수 있게 다양한 콘텐츠를 구성하고 있다.

#Eat_Move_Love #다이어트_마인드셋

유튜브 크리에이터로 활동할 뿐만 아니라 '비타민신지니 톡톡'이라는 다이어트 커뮤니티를 운영하며 많은 사람에게 건강한 다이어트를 전도하고 있다. 비타민신지니의 브랜드인 '웰리슈가'의 슬로건은 'Eat, Move, Love'다. 많은 사람이 건강하게 먹고, 움직이고, 사랑하며 살아가는 것을 돕는 데 목표를 두고 있다.

#필라테스_마스터 #지도자_교육_강사

필라테스, 요가, 체형 교정, 임산부 운동 전문 자격증 등 전문 자격증을 소지한 필라테스 전문가.
무용을 전공하던 대학생 시절 유아 발레 강사로 강사 생활을 시작하며 경험을 쌓았으며, 그 후 예비 강사들을 가르치는 자격증 반 교육 마스터로 활동했다. 현재는 서초동에서 개인 필라테스 스튜디오를 운영하고 있으며, 오프라인과 온라인으로 만나는 모두를 위해 꾸준히 필라테스를 공부하고 연구한다.

숫자로 보는 비타민신지니

비타민신지니 유튜브 개설 날짜

2018년 2월 20일

구독자 남녀 비율

85.3% 14.7%
여성   남성

구독자 연령대 분포

13-17세	**0.3%**
18-25세	**8.3%**
25-34세	**52.1%**
35-44세	**31.9%**
45-54세	**6.3%**
55-61세	**0.9%**
65세 이상	**0.2%**

월간 평균 업로드 영상 개수

4.75개

구독자 최다 활동 시간대

PM 8:00-11:00

영상 최다 조회수
"출렁이는 팔뚝살, 빨리 빼려면 한 달만 이 루틴 하세요"

9,041,861회

영상 누적 조회수

총 72개 영상 6,634만 회

* 2021년 6월 17일 기준

당신의 유튜브 속 트레이너

나는 현재 유튜브에서 '비타민신지니'라는 운동 채널을 운영하는 운동 크리에이터다. 현재 75만 명이 넘는 '톡톡이들(구독자 애칭)'에게 에너지를 전달하고 있다. 그동안 SNS와 유튜브에 꾸준히 영상을 올렸는데, 지금처럼 많은 사람에게 관심 받게 된 지는 사실 얼마 되지 않았다. 수많은 크리에이터 사이에서 많은 사람의 관심과 사랑을 받는 운동 크리에이터로 자리 잡았다고 생각하면 정말 감사하다. 운동 크리에이터라는 호칭이 아직 어색하지만 한편으로는 자랑스럽고, 기분도 좋다.

모두를 위한 콘텐츠

필라테스 강사로 오랫동안 일하며 다양한 사람을 만나고 많은 경험을 했다. 어릴 적에 무용이라는 예술로 의지와 끈기를 배울 수 있었다면, 지금은 필라테스라는 운동을 통해 여러 사람에게 의지와 끈기를 나눠주고 있다고 할 수도 있다. "할 수 있어요"라는 말과 함께 톡톡이들의 용기를 북돋아주며 말이다. 유튜브는 남편과 함께 시작했는데, 운동 관련 영상의 기획부터 촬영까지 모든 걸 둘이서만 해나갔다. 사실 구독자에게 더 퀄리티 좋은 영상을 전달하기 위해 세 달 전부터 편집자를 구인했다. 그전까지는 정말 촬영부터 편집까지 모든 일을 둘이서만 해결했다. 그 노력을 톡톡이들이 좋게 봐준 것이 아닐까 싶기도 하다. 처음부터 유튜브가 잘된 것은 아니다. 75만이 되기까지 얼마나 많은 노력이 있었는지, 굳이 말하지 않아도 이 책을 읽고 있는 독자들이라면 알아줄 것이라 생각한다. '비타민신지니' 채널은 많은 노력과 시행착오 끝에 만들어낸 공간이기에 더 뜻깊고 소중하다.

유튜브 시장이 활발해지면서 크리에이터라는 직업을 선택하려 하는 사람도 많아졌다. 큰 관심만큼 이 직업을 부러워하는 사람도 많지만, 쉬운 직업이라며 비하하는 사람도 꽤 많다. 하지만 크리에이터의 일은 영상 속에서 보이는 모습만으로 끝나지 않는다. 크리에이터란 카메라가 꺼진 순간에도 계속 고민하고 제작하는, 끊임없는 작업이 필요한 직업이다. 채널 구독자를 위한 콘텐츠 제작에는 매일매일 고민이 필요하다. 나는 운동을 가르친다는 채널 특성상 불특정 다수가 영상을 보기 때문에 어떻게 하면 남녀노소 모두 이해할 수 있게 가르칠 것인지 늘 고민하며 촬영에 임한다. 내가 어떻게 가르치느냐에 따라 누군가의 몸이 더 안 좋아질 수도 있기 때문이다. 누군가는 우울증이나 다이어트 강박증이 치유될 수도 있지만 말이다.

무거운 책임감과 끝없는 작업에도 힘들어하거나 지치지 않고 유튜버로 잘 활동해나갈 수 있는 까닭은, 이 정도의 책임감은 당연하다고 생각하기 때문이다. 많은 사람에게 사랑받는 만큼 이 정도 책임감과 부담은 당연히 감수해야 한다는 생각이 든다.

'비타민신지니'의 최종 목표

유튜버로 활동하다 보니 필라테스 강사로만 활동할 때보다 아무래도 더 다양한 사람을 만나게 된다. 이런저런 사연도 많이 접한다. 다이어트 후 심하게 요요가 와서 강박증에 걸린 사람, 거식증에 걸려 먹는 음식을 다 토해내는 사람, 아예 음식을 거부하는 섭식장애가 생긴 학생 등등. 이런 사연을 들으면 운동유튜버라는 일에 다시금 책임감을 갖게 된다. 내 한마디에 누군가의 인생이 달라질 수 있으니까. 그것이 좋은 방향이라면 정말 행복할 것 같다.

어느 날 내 최종 목표가 무엇일지 곰곰이 생각해봤다.

'내가 유튜브로 진정 얻고자 하는 것이 뭘까?'

유튜브로 수익을 창출하고 유명해지는 것도 솔직히 좋지만, 그것만이 내가 이토록 노력하는 이유는 아니었다. 곰곰이 생각한 끝에 발견한 최종 목표는 '많은 사람이 건강하고 행복하게 살 수 있게끔 도움을 주는 영향력 있는 사람이 되는 것'이었다. 이런 마음으로 일하다 보면 수익은 자연스럽게 따라올 것이라 생각한다.

어쩌면 내가 필라테스 강사로 오랫동안 일할 수 있던 이유도 돈보다는 사람들과 만나며 얻는 에너지와 일에 대한 즐거움 덕이 아니었을까 싶다.

당신의 삶이 변화할 수 있도록

나는 운동으로 엄청난 힘을 얻었다. 운동 덕에 인생이 변했다고 해도 과언이 아니다. 운동은 나에게 긍정적으로 생각할 수 있는 힘을 주었을 뿐만 아니라, 몸의 건강에 더해 지난날의 우울함에서 나를 꺼내 마음의 건강까지 되찾아줬다. 가족과 친구는 물론 유튜브 등을 통해 만날 수 있을 불특정 다수까지, 나와 연결된 모든 사람과 이 운동의 힘을 나누고 싶었다. 내가 앞으로도 유튜브를 오래오래 하고 싶은 진정한 이유다.

우울증이나 공황장애를 겪고 힘들어하는 사람을 보면 늘 마음이 무겁다. 에너지를 함께 나누지 못한다는 사실이 아쉽기 때문이다. 반면, 비타민신지니 채널로 많은 사람이 에너지를 전달받고 있다고 느낄 때는 너무나 행복하다. 한편으로는 불안해지기도 하지만 말이다.

'내가 몇 년이나 운동 유튜버로 활동할 수 있을까?'

'시간이 지나면 사람들이 비타민신지니를 얼마나 기억해줄까?'

많은 사람의 기억 속에 남을 수도 있지만, 아예 잊힐 수도 있다. 시간이 지날수록 더 많은 사람과 함께할 수 있다면 무척 좋겠지만 혹시 그렇지 않다고 해도 후회는 하지 않을 것이다. 후회하지 않기 위해 지금 나는 주어진 것에 최선을 다하고 있다. 힘닿는 한 앞으로 더 열심히 달리고 싶다.

혹시라도 시간이 지나 많은 사람들에게 '비타민신지니'라는 채널 이름이 희미해진다 하더라도 '아, 그때 좋은 에너지를 주던 비타민신지니' '생각하면 기분 좋아지는 그 사람!' '무척 즐거웠던 운동!'으로 기억된다면 나는 참 만족스럽고 행복할 것 같다.

일단은 오지 않은 날에 대한 걱정은 던져놓고 현재에 집중하려 한다. 어쨌든 지금은 내 사람들을 위해 한결같은 비타민신지니로 오래오래 함께하고 싶다.

어디서 운동하세요?

운동하는 데 때와 장소가 따로 있지는 않다.
어디든 몸을 움직일 수 있는 곳이라면 그곳이 바로 스포츠 센터!
비타민신지니가 주로 운동하는 공간을 소개한다.

집

요즘은 코로나 바이러스 탓에 사람이 많은 스포츠 센터에 가는 것을 꺼린다. 그래서 집에서 혼자 운동하는 '홈 트레이닝(홈트)'을 찾는 사람이 많다. 실제로 홈트로 체중을 감량한 사례 또한 굉장히 많다. 나 역시 홈트로 몸매를 관리 중인데, 주로 '필라테스 매트 시퀀스'와 '비타민신지니 2주 챌린지'를 병행한다.

나는 운동 방이 따로 없어 거실에 매트를 깔고 운동하지만, 공간적 여유가 있어 운동 방을 만들 수 있는 상황이라면, 더 나은 운동 습관과 집중력 향상을 위한 운동 방을 따로 만들기를 추천한다. 집에서 운동할 때 층간소음 때문에 걱정이라면, 시중에 판매되는 층간소음 방지 매트를 사용하는 것도 좋다.

집에서 운동할 때는 시간을 딱 정해놓는 것이 좋다. 예를 들면 '아침에 일어나자마자 7시' '잠들기 전 밤 10시' 이런 식으로 운동 시간을 정해놓는 것이다. 시간을 정해놓으면 지키려고 노력하게 되고, 이 약속은 꾸준히 운동을 할 수 있게 도와준다.

집에서는 매트 하나만 있으면 운동이 가능하다. 집에서 운동하면 학원 가는 시간과 번거로움이 줄어든다. 또한 요즘은 유튜브 등 홈트를 도와주는 콘텐츠가 많기 때문에 다양한 운동 선생님을 무료로 만나볼 수도 있다.

한강 공원

주로 러닝하는 곳이다. 나는 실내보다 실외 러닝을 더 선호하는 편인
데, 시야에 한곳만 들어오는 실내와 달리 바깥에서는 재미있고 멋진
풍경을 볼 수 있기 때문이다. 그 덕분인지 야외 러닝은 힘든 느낌이
덜할 때도 많다. 특히 노을이 지는 시간대의 잠수교는 러닝의 매력에
푹 빠질 수밖에 없게 만든다. 나는 주로 5킬로미터 정도 러닝하는데
초보자에게는 걸었다 뛰었다를 반복하는 인터벌 러닝을 추천한다.
러닝은 장소나 시간에 구애받지 않고 러닝화만 있으면 가능한 운동
이다. 꼭 한강이 아니더라도 집 밖이라면 어디든지 러닝을 뛸 수 있는
나만의 공간이 되어줄 것이다.

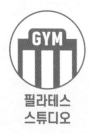

필라테스
스튜디오

1:1 기구 필라테스와, 다양한 그룹 필라테스 수업이 이루어지는 전
문 필라테스 스튜디오다. 기구가 갖춰져 있고, 전문가의 수업을 받을
수 있는 전문 스포츠 센터라고 할 수 있다. 유튜브 '비타민신지니' 채
널의 배경 공간이기도 하다.
이곳에서는 비타민신지니의 레슨분만 아니라 필라테스 기구와 소도
구를 사용하는 개인 운동이 이루어진다. 전문 강사의 지도하에 이루
어지는 기구 필라테스는 맨몸 운동으로 혼자 힘쓰는 게 어려운 사람
들에게 힘을 잘 이끌어낼 수 있도록 도와준다.

추천 채널 & 사이트

1
유튜브 채널
'체형분석운동 지도자 바디퍼스트'
구독자 5만 5,000여 명

체형 교정 유튜브 채널. 꽤 정확한 체형 교정 정보를 전달해준다. 평소 잘못된 자세의 교정이 필요하다고 느꼈거나 바른 자세인지 확인이 필요하다면 이 채널을 통해 바른 체형에 대해 배워보는 것을 추천한다. 비타민 신지니의 체형 교정 전문가 선생님이 운영하는 유튜브 채널이기도 하다.

2
유튜브 채널
'명상음악 Relax'
구독자 1만 3,000여 명

스트레스와 불안감을 다스리는 명상 음악이 수록된 유튜브 채널. 테마별 명상 음악을 체계적으로 분류해놓았다. 아침이나 저녁에 명상하며 음악을 들으면, 마음을 차분하게 다스리고 불면증을 예방하는 데 도움이 된다. 긍정적인 생각을 이끌어내 하루의 시작과 끝을 더 행복하게 만들어줄 것이다.

3
비타민신지니 톡톡 카페
cafe.naver.com/nrdr
회원수 13만여 명

비타민신지니와 구독자 톡톡이들이 함께 소통하는 다이어트 커뮤니티. 다이어트에 대한 다양한 정보를 얻을 수 있으며, 서로 응원하며 용기와 희망을 북돋아주는 공간이다. Q&A, 목표 선언, 다이어트 레시피 등 다양한 공간이 마련돼 있으니 혼자 다이어트 하기 힘든 사람은 이 공간에서 함께 의지를 잡아보는 것도 좋을 것이다.

KI신서 9842

상큼 발랄 내 몸 사용법

1판 1쇄 인쇄 2021년 7월 14일
1판 1쇄 발행 2021년 7월 26일

지은이 비타민신지니(신지은)
펴낸이 김영곤
펴낸곳 (주)북이십일 21세기북스

출판사업부문 이사 정지은 출판사업본부 본부장 이남경
뉴미디어사업1팀장 이지혜 뉴미디어사업1팀 이지연 강문형
사진 강민구(m9st) 디자인 엘리펀트스위밍
영업팀 김수현 최명열
마케팅팀 배상현 김신우 한경화 이보라
제작팀 이영민 권경민

출판등록 2000년 5월 6일 제406-2003-061호
주소 (10881) 경기도 파주시 회동길 201 (문발동)
대표전화 031-955-2100 팩스 031-955-2151 이메일 book21@book21.co.kr

(주)북이십일 경계를 허무는 콘텐츠 리더

21세기북스 채널에서 도서 정보와 다양한 영상자료, 이벤트를 만나세요!
페이스북 facebook.com/jiinpill21 **포스트** post.naver.com/21c_editors
인스타그램 instagram.com/jiinpill21 **홈페이지** www.book21.com
유튜브 youtube.com/book21pub

당신의 일상을 빛내줄 탐나는 탐구 생활 <탐탐>
탐탐 채널에서 취미생활자들을 위한 유익한 정보를 만나보세요!
인스타그램 @21_tomtom

© 신지은, 2021
ISBN 978-89-509-9685-7 03510